口腔機能をはぐくむ
バイオセラピープロモーション
床矯正治療の 1st choice

鈴木設矢 監著

大河内淑子 著
奥平晴子
田中幹久
花田真也
井吉美香

デンタルダイヤモンド社

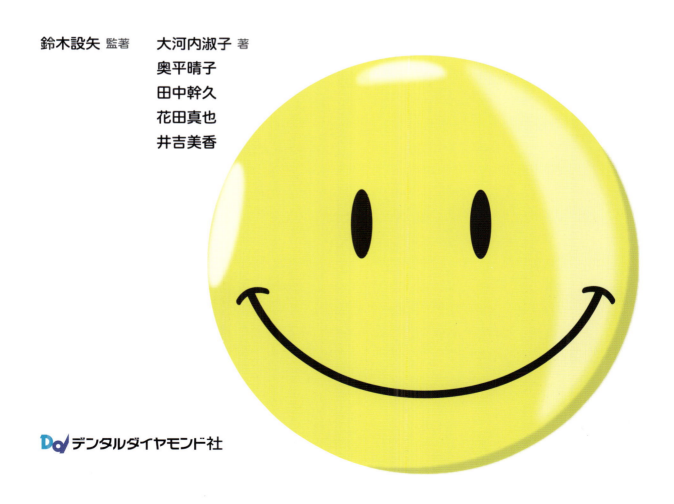

刊行にあたって

　「バイオセラピー」とは、床矯正研究会で用いている造語です。その概念としては、口腔筋機能療法（MFT）や食育、悪習癖などの生活習慣の改善であると考えています。バイオセラピーは、おもに小児を対象とする床矯正治療で用いられることが多いのですが、本書で紹介しているように、床装置を使っていない低年齢の患児、そして高齢者の摂食嚥下機能訓練などにも応用しています。広範囲に及ぶ応用例を考えると、今後よりいっそう臨床で活用されていく可能性を秘めていると思われます。

　一方で、バイオセラピーは医業収入に直接的に結びつく場合が少なく、その説明や指導に要する時間がチェアータイムに加わることから、効果のフィードバックが難しいという面も否めません。さらに、本書で示す症例や他の指導法と同様に、同じ年齢・性別の患者さんに同じ指導を行っても、同じ効果が得られる保証もありません。ただ、床矯正治療においては、いわゆるメカニカルな治療にバイオセラピーを組み合わせることで、その効果はより特徴的に現れやすくなります。とくに低年齢の小児の場合、その治療効果の違いを経験すればするほど、その必要性を強く感じます。そして、「なぜそうなったか？」を考えて適切な指導を行えば、患者さんにとっても害少なく益の多い治療法です。

　床装置によるメカニカルな治療やバイオセラピーは、顔面の発達や歯列を含む咬合育成の手段の一つであり、その実施においては適応・不適応を見極める観察力が必要です。選択肢の一つとして「まず床装置」から、「まずは生活習慣の改善を主としたバイオセラピー」という考えをもってプロモートしていくことが、成長期の子どもたちに治療介入する際のオーバートリートメントを防ぎ、生理的な咬合育成を達成し得る確率を高めるものと考えられます。

　今後、かかりつけ歯科医は小児のカリエス予防管理と同時に、歯列育成を目標とする予防矯正の管理も求められるでしょう。かかりつけ歯科医が臨床にバイオセラピーを取り入れて治療選択肢を増やすことで、一人でも多くの患者さんが、なるべく床装置などの矯正装置を使わずに、生理的な咬合育成が行われることに繋がってほしいというのが、われわれ著者らに共通した願いであり、本書の目的です。

　今後は、効果定量化の実現や刻々と指導の概念や方法の変化といった課題はありますが、現時点で小児の咬合育成にかかわる臨床医が、明日から始めることができる治療の一つとして、バイオセラピーが活用されれば幸いです。

2016年7月
著者一同

CONTENTS

- **第1章　床矯正治療を始める前に考えるべきこと**……5

- **第2章　バイオセラピーとその診査**
  - **Q01** 床矯正ってどんな治療？……24
  - **Q02** バイオセラピーとはどんな治療？……26
  - **Q03** バイオセラピーはどんな患者さんに行うの？……28
  - **Q04** バイオセラピーって具体的にどんなことするの？……30
  - **Q05** バイオセラピーは何歳からできるの？……32
  - **Q06** バイオセラピーは小児以外にも有効？……34
  - **Q07** バイオセラピーは何歳まで可能なの？……36
  - **Q08** MFTとバイオセラピーの違いは？……37
  - **Q09** バイオセラピーの利点・欠点は？……38
  - **Q10** バイオセラピーではどのようなことを問診すればよい？……40
  - **Q11** バイオセラピーには、どんな検査が必要なの？……42
  - **Q12** バイオセラピーだけなら、X線写真の撮影は必要ない？……44
  - **Q13** 顔貌や姿勢から、どのようなことがわかる？……46

- **第3章　バイオセラピーと悪習癖の除去**
  - **Q14** 悪習癖にはどのようなものがあるの？……50
  - **Q15** 口ぽかんには、どんなトレーニングをしたらよい？……52
  - **Q16** 保護者が口呼吸に無関心な場合、どのように説明すればよい？……54
  - **Q17** 寝るときに口が開いてしまう患者さんに、どんなアプローチをするとよい？……56
  - **Q18** 鼻炎・アレルギーだから口呼吸は仕方がないという保護者に、どう対応すればよい？……57
  - **Q19** 保護者が言っても、患者本人がバイオセラピーを行わない場合、どうすればモチベーションを上げられる？……58

- **第4章　バイオセラピーとトレーニング**
  - **Q20** トレーニングにはどんなものがあるの？……62
  - **Q21** 多くのトレーニングを指導すると、効果は上がる？……63
  - **Q22** ポカンXとタッチスティックはどう違うの？……64
  - **Q23** リットレメーターとは何？……66
  - **Q24** とじろーくんとあげろーくんはどう違うの？……67
  - **Q25** ガムトレーニングとは何？……68
  - **Q26** ガムトレーニングの効果は？……70
  - **Q27** チューブトレーニングとは何？……72
  - **Q28** バイオセラピーで行う口の体操にはどんなものがあるの？……74
  - **Q29** 低位舌にはどんなトレーニングが効果的？……76
  - **Q30** 反対咬合にはどんなトレーニングをするとよい？……78
  - **Q31** 開咬にはどんなトレーニングをするとよい？……79
  - **Q32** 開咬はバイオセラピーだけで治る？……80
  - **Q33** トレーニングは、床装置を入れたまま行うの？……83
  - **Q34** 患者さんに指示したトレーニングが続かないとき、どうやってモチベーションを上げればよい？……84
  - **Q35** トレーニングと食育指導のどちらを優先すべき？……85
  - **Q36** いろいろあるトレーニングのうち、どれを優先させるべき？……86

CONTENTS

第5章　バイオセラピーと食育

- **Q37** 具体的な食育の指導を教えてください…… 90
- **Q38** 保護者が子どもはよく嚙んでいると主張したり、食育に関心がない場合、どう説明すればよい？…… 92
- **Q39** 食育とは栄養バランスのこと？…… 94
- **Q40** バイオセラピーに適したレシピとは？…… 95
- **Q41** 患者さんにおすすめの食育関連の本は？…… 96

第6章　バイオセラピーとメカニカルな治療の併用

- **Q42** バイオセラピーはメカニカルな治療と併用できる？…… 98
- **Q43** バイオセラピーだけで治るのは具体的にどんな症例？…… 100
- **Q44** 位置異常はバイオセラピーのみで治る？…… 102
- **Q45** パノラマX線写真で犬歯の位置異常を認めた場合、バイオロジカルに対処できる？…… 104
- **Q46** 先天性欠如がある場合、バイオセラピーで対処できる？…… 106
- **Q47** 先天性欠如症例における注意点は？…… 108
- **Q48** 外傷性咬合で歯肉が退縮している場合、バイオロジカルに治癒する？…… 109
- **Q49** 過剰歯があっても、床矯正治療は可能？…… 110
- **Q50** 下顎を拡大すると、上顎もバイオロジカルに拡大される？…… 112
- **Q51** 上顎のみ拡大し、下顎をバイオロジカルにみていく場合もある？…… 114
- **Q52** 下顎のみ拡大している場合、いつまで上顎の動きをバイオロジカルに観察するの？…… 116
- **Q53** 3～5歳ならバイオセラピーを優先し、6歳臼歯の萌出を待ってから床装置を使うべき？…… 118
- **Q54** 床装置を入れていても、バイオロジカルに歯が動くことはあるの？…… 120
- **Q55** スペースがあれば、歯がバイオロジカルに動くことを期待してもよい？…… 121
- **Q56** 前歯の隙間はバイオロジカルに治る？…… 122
- **Q57** 前歯の捻転はバイオロジカルに治る？…… 124
- **Q58** 床装置で拡大した前歯の傾斜はバイオロジカルに治る？…… 126
- **Q59** 1歯のみの交叉咬合は、バイオセラピーで治る？…… 128
- **Q60** 乳歯が抜けずに永久歯が生えてきた場合、すぐに抜歯したほうがよい？…… 130
- **Q61** 乳歯の早期喪失後、永久歯がバイオロジカルに萌出することを期待してよい？…… 132

第7章　よくある質問

- **Q62** すべての患者さんにバイオセラピーを行うの？…… 136
- **Q63** バイオセラピーはどのくらいの期間続ければよい？…… 138
- **Q64** おしゃぶりはよい？悪い？歯が生える前に口腔感覚を養うためにできることは？…… 140
- **Q65** 親知らずは早めに抜いたほうがよい？…… 141
- **Q66** バイオセラピーを行う場合の予約のとり方と、料金設定を教えてください…… 142
- **Q67** バイオセラピーの効果が出ているかをどうやって判断できる？…… 144
- **Q68** 経済的な理由で床装置の使用を躊躇する保護者に、どのように声をかければよい？…… 147
- **Q69** リーウェイスペースをバイオロジカルに閉じる場合、床装置を外したほうがよい？…… 148
- **Q70** 歯の萌出が早い場合、どのような対応をすべき？…… 150
- **Q71** 歯の萌出が遅い場合、バイオセラピーで待つか、それともすぐに専門医に紹介したほうがよい？…… 152
- **Q72** 乳歯が生え始めてからのバイオセラピーとは？…… 154
- **Q73** 患者さんに言ってはいけないNGワードは？…… 157

【執筆担当】
第1章：鈴木設矢　●：大河内淑子　●：奥平晴子　●：田中幹久　●：花田真也　●：井吉美香

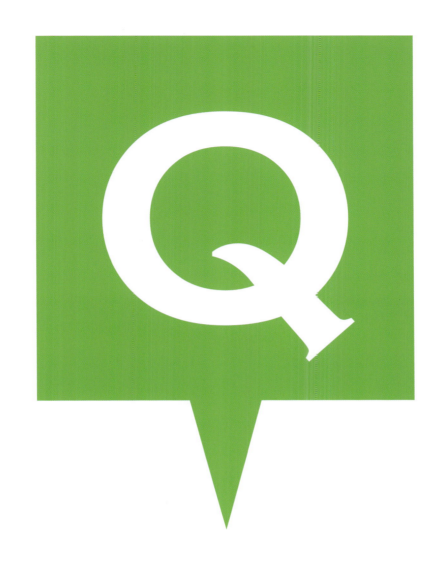

第1章
床矯正治療を始める前に考えるべきこと

"Q&W"で考えよう

治療にあたり、疑問（Question）が生じたら、すぐに疑問を解決するという答え（Answer）を求めるQ&Aではなく、なぜ（Why）疑問が生じたかというQ&Wで考えましょう。

不正咬合は、口腔内因子としては発育刺激の減少による顎の発育不足や舌癖などの歯列に加わる不当な外力（以下、負の外力）により、また口腔外因子としては頰杖をはじめとする態癖などによる負の外力によって起こり、乳歯列期の発症率はそれぞれ40%[1]です。残りの20%は歯の位置異常や過剰歯、先天性欠如などに由来する不正咬合です。

正常な発育刺激による顎の発達と口腔内外からの正しい外力（以下、正の外力）があれば、歯列は本来あるべき位置へと導かれます。現在の歯列は、過去に歯槽骨や歯列に外力が加えられた結果なのです。

矯正治療では、顎は遺伝的に決められた変化しない「基底骨」と、治療によって変化させることのできる「歯槽骨」に分類されます[2]。よく「顎を拡大する」と表現しますが、実際は「歯槽骨」を拡大しているのです。上顎骨でも下顎骨でも矯正治療による歯の移動は「歯槽骨」内で行われ、その下の「基底骨」に及ぶことはありません。それゆえ、拡大処置によって顔貌が"ゴリラ顔"になることはありません。臨床では結果を重視しますが、本来はまず「なぜ不正咬合を発症したのか？」の原因を考えるべきです。

正しく歯列を維持できないのは、歯列をとおして歯槽骨に正の外力が作用していないことに問題があると考えます。矯正治療で望ましい結果に導くためには、口腔に加わる機能、とくに歯槽骨に加わった負の外力による機能を考察すべきです。歯列が整った後でも、負の外力が改善されなければ参考症例1（図1）のように、負の外力に応じて不正咬合を発症します。反面、正の外力が歯槽骨に加われば、歯槽骨は発達して参考症例2（図2、3）のように、叢生は発症しません。60%の子どもは叢生を発症せずに、顎が正しく成長しています[2]。つまり、子どもの生活環境が、現在の歯列を形成しているともいえ、まずはそれらの改善から考えるべきです。

症例1（図4〜6）は前歯部に発育空隙がなく、叢生の不正咬合を発症しそうなケースです。積極的に咬断運動を指導することで、正しい機能による正の外力が加わり、前歯部の歯槽骨を育成して正常な歯列に誘導できます。

叢生は、口腔に加わる発育刺激の減少による機能不全で生じる歯槽骨の未発達から発症します。叢生に対する床矯正研究会の治療法は、未発達な歯槽骨を口腔内刺激として咬断運動によるバイオロジカルな発育刺激で「歯槽骨を育成」するか、床装置でメカニカルに「歯槽骨を拡大」するかの2つがあります（詳細はQ01参照）。

前者はゆっくりとした生体反応です。バイオロジカルに歯槽骨の育成を期待するには早期の治療開始が必要です。そして、治療が可能か否かは初診時の患者さんの年齢もポイントです。早期に治療を開始できれば、症例1のように歯槽骨を育成できる場合もあります。

症例2（図7〜14）および症例3（図15〜17）のような傾斜した歯や被蓋関係が浅いケースでも、正常な咬合力の機能が歯に加われば、バイオロジカルに歯軸、被蓋関係とも正常な状態に改善されます。筋系である口腔内外からの機能不全として、口輪筋・頰筋・舌筋による機能不全は、高緊張でも低緊張でも不正咬合を発症させます。

態癖から発症する歯列不正は、発症原因を早期に改善させれば症例5（図25〜31）や症例6（図37〜43）のように、バイオロジカルに改善します。幼児期の開咬や反対咬合が自然に治癒したケースは、発症因子である口腔に加わる機能を自らが改善した結果で

●参考症例1

4|4および4|4が抜歯されていた転院症例です。過去に抜歯矯正をしました。マルチブラケットを使用したワイヤー矯正治療であっても床矯正治療で正常な歯列に整えたとしても、治療後に負の外力が歯列に加われば負の外力に合った不正歯列に変化をし、後戻りを生じます（図1）。

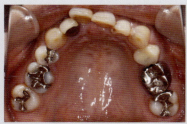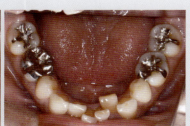

図❶ 抜歯矯正を施術したにもかかわらず、前歯部が叢生の後戻りをしている

● **参考症例 2**

　5歳8ヵ月の口腔管理をしていた男児です。
　前歯部に発育空隙がありません（図2）。年齢的に前歯部の永久歯が萌出すれば叢生を発症します。叢生の発症原因は歯槽骨の未発達です。前歯部に対する正の発育刺激を与える指導が治療となります。
　「しっかり前歯で食べようね」と咬断運動の話をしました。一般治療としての口腔衛生状態のチェックと管理・指導は必要です。
　3年6ヵ月が経過し、患児は9歳2ヵ月になりました。上下顎前歯部の歯槽骨は発育し、正常な歯列と正常な上顎の歯槽突起の発育を獲得しています（図3）。子どもたちの60％が、このように顎を正しく発達させています。

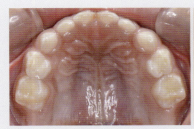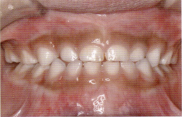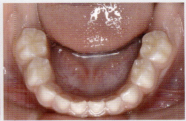

図❷　初診時5歳8ヵ月、男児（2011年10月）

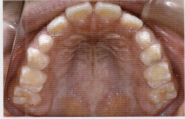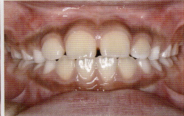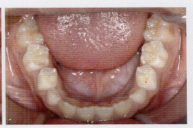

図❸　9歳2ヵ月（2015年4月）

す。どのような態癖により、どのような不正咬合の病態を発症したのか、いつから病態を発症したのか、また下顎の後退では咬合する位置で下顎体にどのような変化が生じるか、などの診査が大切なのです（参考症例4：図47～50、参考症例5：図51）。
　歯槽骨・顎の発達状態は、歯列だけではなく、顔貌に大きくかかわります。参考症例6（図52、53）のように、上顎骨の歯槽突起の発育不全でも、成長期であれば咬断運動によってバイオロジカルに正常な形態に育成できる場合もあります。
　床矯正治療は、メカニカルに歯槽骨を拡大するだけではなく、歯列に正しい正の外力を加えるバイオロジカルな治療（バイオセラピー）を併用します。生体はプラモデルではありません。術者は治療結果を真摯に受け止めてその結果を分析し、想定外の治療結果であれば、なぜそうなったのかを自らに問いかけましょう。そうすれば、必ず解決策が見つかるはずです。そうせずに治療を続行すれば、治療結果はどんどん術者の思惑と異なった方向に進んでしまいます。
　分析にあたって、まず疑問の発現原因が術者側にあるのか、あるいは患者さん側にあるのかを明確にします。床矯正治療は、患者さん自身が行うことを治療開始前に患者さん側にしっかりと伝えておきましょう。患者さん側に問題があれば、それを改善して解決します。術者側に問題があれば、治療計画に問題があったのか、治療途中の患者さんへの指導に問題があったのか、あるいは治療途中に想定外の問題があったのかを再検討し、問題が確認できれば改善して解決します。床矯正治療は侵襲性のある不可逆的な処置ではありませんから、どこかに問題の解決策があるはずです。

治療の記録と再確認が大切

　問題を明確にするために、床装置の装着状態や可動状態などをカルテに記載し、治療の記録写真を保存することが基本です。思ったほど治療が進行していないケースでは、「患者さんが床装置を指示どおりに装着していない」、「指示どおりにネジを回転させていない」、「それらに起因する床装置の不適」などが主な原因です。床矯正治療は患者さん自らが行う加療処置であることを患者さんやその保護者に再認識させましょう。そして、治療結果を前回来院時と比較して経過が順調であれば褒めて、それを繰り返すことが患者さん自身の治そうとする気持ちを向上させ、維持させる原動力となります。

症例1　乳歯列期のスペース不足

5歳7ヵ月の男児です。乳歯が隙間なく生えていて、永久歯が生えるスペースがありません（図4）。将来、歯並びは大丈夫でしょうかとの相談です。素人のお母さんが何かおかしいと感じているのに、歯科医師が「様子を見ましょう」と答えては、治療放棄です。

6歳には乳歯より大きな永久歯が萌出してくるのですから、発育空隙のないまま現状を放置すれば、叢生が発症する可能性があります。参考症例2（図2、3）のように、歯槽骨が発育すればよいのですが、その保証はありません。叢生の不正咬合は前歯部の歯槽骨の未発達ですから、現症を解消すべく、歯槽骨の育成であるバイオセラピーを指導すべきです。

ここでお母さんを、「よく気がつきましたね」と褒めましょう。お母さんはお母さん同士の会話で「うちの子の歯並びも同じだけど、お宅はどうしてる？」と相談し、お母さん同士の会話から同様な子どもたちが来院します。患者さんの友だちの40％は統計的に叢生を発症させています。友だちの子たちを早期に治療することも大切です。

2012年10月、5歳後半になった患児の乳歯間に間隙がない理由は、前歯部の歯槽骨の発育不全です。そこで、咀嚼訓練の指導をしました。咀嚼は前歯部で噛む「咬断運動」、小臼歯部の「粉砕運動」、大臼歯部での「臼磨運動」の一連の行為です。問題は前歯部の歯槽骨の育成ですから、咬断運動が必要です。離乳食期に手掴みをしていた期間はどのくらいだったのでしょうか。手掴みは咬断運動の第一歩なのです。

早期に来院すれば、叢生に対する予防処置として、バイオロジカルな指導で前歯部の未発達な歯槽骨を育成する治療計画を立てることができます。仮に歯槽骨の育成ができなければ、メカニカルな治療によって歯槽骨を拡大します。初診時、保護者にその旨を説明をしておきます。床矯正治療は患者さん主体の治療方法ですから、術者が意図した結果が必ず得られるとは限りません。

2013年8月、10ヵ月後に咬断運動の結果、下顎前歯部にスペースが発現しました（図5）。

同年12月、治療としては前歯部での咬断運動の指導のみのカテゴリー1（P.12参照）の指導によって自らの歯槽骨の育成がなされ、叢生は発現しませんでした（図6）。

しかし、これで矯正治療は終了したのでしょうか。これから患者さんは混合歯列後期における側方歯群の交換、第2大臼歯の萌出による永久歯列期へと変化していきます。その間を観察し、位置異常などの問題が生じれば、その問題に対処する必要があります。しかし、途中で発症した新たな不正咬合を複雑な病態にさせないためにも、早期の治療開始は大切です。矯正治療は、永久歯列期が完成するまでの長期の観察とバイオロジカルな指導が必要です。

咬断運動の指導例に関しては、本書第5章と『月刊鈴木設矢』（デンタルダイヤモンド社）を参照してください。

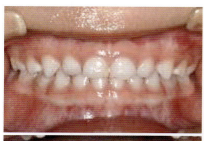
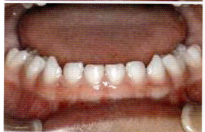

図❹　5歳7ヵ月。発育空隙のない乳歯列

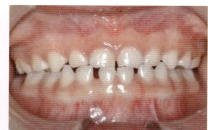
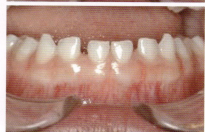

図❺　6歳5ヵ月。下顎前歯部に発育空隙が出現

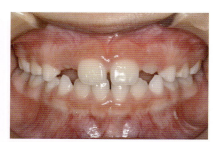
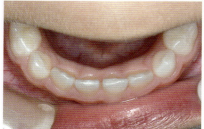

図❻　6歳9ヵ月。問題なく、前歯部は永久歯列に交換された

症例2　上顎前歯部の萌出不全

　混合歯列前期、9歳0ヵ月の女児です。1が捻転し、遠心傾斜しています。1|1の歯頸線が非対称なのは1の萌出不全のためです。下顎前歯は1歯先天性欠如です。

　本症例は上顎前歯部歯槽骨の発育不足ですから、上顎を臼歯部の拡大が生じないファンタイプ（扇状）の拡大処置を施術しました。拡大処置後は閉鎖型の床装置に変更し、前歯部で噛む咬断運動を指導しました。図7～12は、歯列の経時的変化です。

　1の捻転と遠心傾斜の発症は前歯部間のスペース不足ですから、メカニカルな拡大処置によりカテゴリー2（P.12参照）として対処します。捻転および遠心傾斜は、前歯部の咬断運動によってバイオロジカルにカテゴリー1として改善されました。

　低位の前歯を無理な力で牽引をすると、歯のみが挺出して、歯槽骨が添加されません。そのために歯肉が対応できず、歯頸線が後退して左右の歯頸線が非対称となります。本症例では初診時から左右の歯頸線は対称的ではありませんでしたが、治療後は歯頸線もバイオロジカルに一致しました。

　歯冠幅径と歯冠長径の比は約7：10です。初診時の1の歯冠が短い問題も、咬断運動によって正の外力が加わることで、正常な歯冠長と歯冠幅に改善されました。

　下顎前歯が1歯不足し、歯周長が短くても正常な咬合関係は維持されます。

　下顎は1歯分歯周長が短縮しているにもかかわらず、上顎の叢生解消のために扇状の拡大処置を施術しましたが、臼歯部の咬合状態は良好です。この処置に関して、一般的にセファロ分析が必要か否かの問題が常に浮上します。

　混合歯列前期の治療対象である叢生は前歯部に限定されていますから、側方セファロ分析は不要と考えています。側方セファロ分析はAngle 3級ないし2級や混合歯列後期からの複雑な不正咬合に対しては有効な検査事項と考えています。

　一般開業医ではセファロX線撮影装置を設備していない医院もあります。セファロX線写真からの側方セファロ分析に対応する測定法として、顔面の軟組織からソフトティッシュプロファイルテンプレート（オーラルアカデミー）を利用した分析方法（SP分析）もあります。また、顔面とソフトティッシュプロファイルの画像を合成する方法もあります（図13、14）。

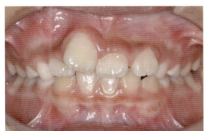 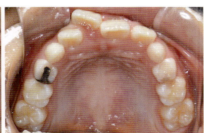 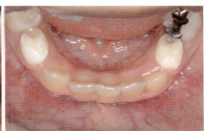

図❼　9歳0ヵ月（2011年9月）。初診時の口腔内写真。下顎前歯は1歯先天性欠如

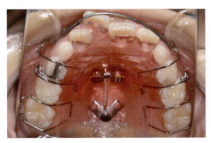 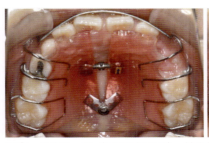

図❽　9歳1ヵ月（2011年10月）。上顎の扇状拡大を開始

図❾　9歳6ヵ月（2012年3月）。拡大処置が終了し、閉鎖型床装置に変更した

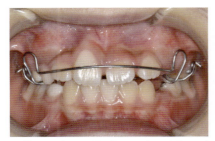 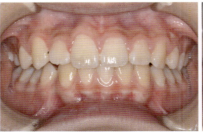 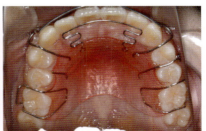

図❿　9歳6ヵ月（2012年3月）。1歯の歯軸は改善された

図⓫　12歳6ヵ月（2015年3月）。1|1の歯頸線は一致し、歯冠長と歯冠幅の比においても改善された

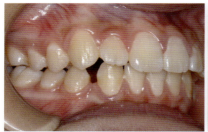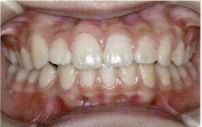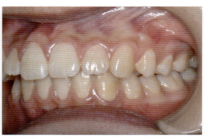

図⓬ 13歳5ヵ月（2016年2月）。約4年後の経時的変化

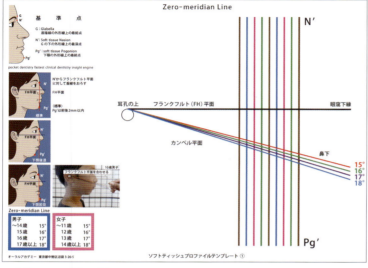

a：Zero-meridian Line

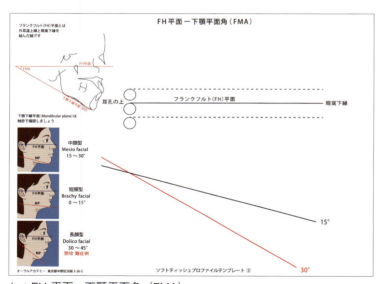

b：FH平面−下顎平面角（FMA）

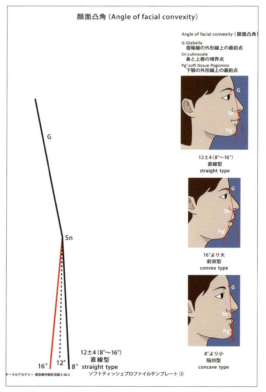

c：顔面凸角（Angle of facial convexity）

図⓭ a〜c ソフトティッシュプロファイルテンプレート（オーラルアカデミー）

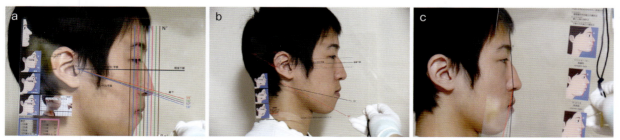

図⓮ a：Zero-meridian Line、b：FH平面−下顎平面角（FMA）、c：顔面凸角（Angle of facial convexity）の使用例

症例3　上顎前歯部の被蓋が浅く、不安定

　永久歯列期の15歳の女子で、2|2部の被蓋関係に離開を認めました（図15）。嚥下時にはこの部位から舌は突出していません。
　前歯部でチューブを噛む咬断運動による正の外力を歯根膜に与えることで歯根膜が活性化され、前歯部の被蓋関係が改善されました。これはバイオロジカルなカテゴリー1（P.12参照）の治療です（図16）。ただし、バイオロジカルな生体反応はゆっくりとした変化ですから、およそ半年ごとに経過をチェックしています（図17）。

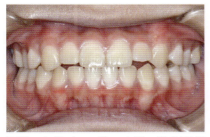
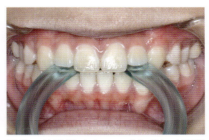
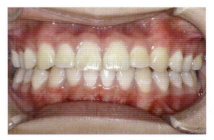

図⑮　初診時15歳、女子。被蓋関係に離開を認めた（2012年7月）

図⑯　前歯部でチューブを噛む咬断運動による治療

図⑰　2013年12月。半年ごとに経過をチェックしている

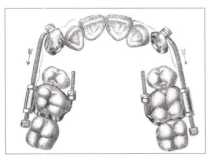
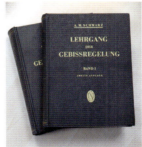
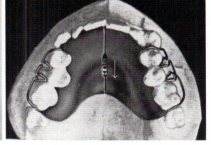

図⑱　1903年に著された矯正学の教科書（Miland A. Knapp著）から転載。バンドとネジを使用して歯を移動していた

図⑲　左：1938年にシュワルツが著した『LEHRGANG DER GEBISSREGELUNG BAND』。右：シュワルツの拡大床

床装置の変遷

　1903年の矯正治療は、歯をバンドで固定し、ネジを使用して歯を移動していたことが成書に記載されています（図18）。この経緯の結果、ヨーロッパではネジを使用する矯正治療法の概念が確立していたのです。そこにバンドで固定しない可撤式の床装置を使用して発育不足の歯槽骨を拡大し、または口腔の機能的問題を解消する床装置を用いた治療法が考案されました。それが、1935年にシュワルツが考案した可撤式床装置です（図19）。それは平行拡大床に連続鉤（シュワルツのクラスプ）を使用した装置でした。その後、連続鉤は調整しにくいことから、イギリスの矯正医・アダムスが考案した単独で床を維持するアダムスのクラスプを使用した床装置に改善され、さらにボールクラスプや単純鉤などの維持装置も考案されました。

　床装置を可撤式にしたことで、患者さんが指示どおりに装着してくれない、またはネジを指示どおりに回してくれないというデメリットが生じました。これをどう患者さんに指導して克服するかで、床矯正治療の治療結果が左右されます。一方、床装置を外せることで、通常どおりにブラッシングができてプラークコントロールをしやすいことや、発音障害および審美的障害を感じるときには、患者さんが任意に外せるといったメリットがあります。
　また、床装置はシュワルツが考案した歯列を平行に拡大する平行拡大床装置だけではなく、前歯だけを扇型に拡大するファンタイプや前方移動、後方移動、さらには縮小するなどの床装置が考案されました。いずれの床装置も、口腔内にしっかりと維持されていることが大切です。

床矯正治療は現在でもヨーロッパ(とくにドイツ)では一般的な治療方法

矯正学では、第2大臼歯の萌出前を第一期治療、萌出後を第二期治療と分類しています。矯正治療は第2大臼歯の咬合関係が確立するまでの長期にわたる管理が必要です。第一期で治療が終了しても、第二期に至るまでの歯列の管理は必要です。そのため、永久歯が生え揃う第二期から本格的に治療を開始しようという考え方が成立します。

第一期の初期に発症した不正咬合は、初期のうちに治癒させるべきです。第一期治療期間に発症した不正咬合を放置すれば、第二期治療期間までの間に不正咬合の病態はさらに悪化してしまいます。

ドイツでは子どもの矯正治療に健康保険が適用されますが、使用する装置数に制限があり、病態が悪化する前の早期治療を推奨しています。よって、早期治療に適する床矯正治療が、ドイツで普及しています。

治療の過程を記録し、見直している?
～床矯正治療の注意点～

治療の結果である拡大量や拡大している部位や状態、装着状態、正しく床装置を着脱しているかなどを必ずカルテに記載しましょう。そして、術者の想定した治療結果と異なっていれば、そのカルテのデータから問題解決の糸口を見つけられます。前歯部の叢生解消のために、前歯部の拡大状態ばかりを観察していると、臼歯部が必要以上に拡大しすぎているケースに遭遇します。その際は、臼歯部をそれ以上拡大しないように拡大したくない部の床の削合をするか、目的に合った床装置を新製すべきです。ケースによっては前歯部のみを拡大するファンタイプの拡大床装置を選択し、補助弾線で臼歯部を縮小することもあります。治療途中では再診ごとの入念な診査が必要です。

クラスプが破損することがあります。ただ修理をするのではなく、なぜ破損したかの理由を考えるべきです。片手で床装置を着脱していれば、対応するクラスプの脚の部分に着脱時の応力がかかって破損する可能性があります。来院時に正しく床装置を着脱しているかの仕草をチェックしていれば、余計な破損は防げたはずです。片手で床装置を外すことを改善させなければ、修理したクラスプも再び破損します。

また、患者さんが床装置を装着すると痛いと訴えることがあります。日中、床装置を外していれば、拡大した歯槽骨は若干収縮します。何時間か床装置を外していて、装着直前に床をネジで拡大して装着し、収縮した歯槽骨をさらに拡大すれば必要以上の拡大負荷が加わり、痛みを感じるのは当然です。この場合はネジを拡大しない状態で床装置を一定時間装着し、収縮した歯槽骨をもとに戻してから床装置を拡大することで問題は解決できます。床が口腔内に適合していなければ、拡大中の歯槽骨が収縮するのは当然です。確実に床装置が口腔内に適合しているか否かの確認が必要です。

一般的な床矯正治療では、週1回90°可動するように指示しています。この拡大条件は、1900年初期に使用された床装置で固定されたネジを1週間ごとに歯科医師が90°巻いたことに由来しているのではないかと思います。時折、この可動条件で痛みを訴える患者さんがいます。そのとき、なぜ痛みを訴えるのかの原因に疑問を感じましょう。90°のネジの可動量は200μmです。すなわち、片側で100μm拡大されます。歯は歯根膜により支持されています。歯根膜の厚みは約200μmですから、一度に90°で床を可動すると歯根膜の約半分を圧迫することになります。これでは痛みを生じる可能性があります。床の可動量を週2回45°、または週3回30°、合計で週に90°の可動を指示すれば、歯根膜に対する可動の負荷を減少させられます。ファンタイプの拡大床は平行タイプの2倍の拡大量がありますから、平行タイプよりも可動条件を少なくすべきです。

病気について、医療分野では
次のような分類が提唱されている

本来の歯科医療の対象は「歯」だけでなく、「口腔全体」であり、その目的は歯の形態の修復だけではなく、歯を使う機能によって歯槽骨の育成と、顎顔面・頸部の筋の活性、および唾液腺の活性化などの口腔機能の免疫を高めることであると、広く社会に衆知させるべきだと考えます。これからの医療は人々が「病」になることを待つのではなく、積極的に「病」から守る時代に入ってきたと考えるべきです。つまり、なぜ「病」になったのかを考えるのです。「なぜ」が解決されれば、「病」から守ることもでき、「病」を軽減、治癒させることが可能になります。別な観点から、疾患に対する治療法を下記のようにとらえてみました。

●カテゴリー1
- 医師がかかわってもかかわらなくても治癒する病気
- 自然治癒力や本人の努力で治癒する病気

●カテゴリー2
- 医師がかかわることにより、初めて治癒する病気

症例4　主訴は上下顎歯列の叢生（治療中断による変化）

永久歯列期、22歳11ヵ月の女性で、主訴は叢生、治療は上下顎の拡大処置を施術しました（図20）。2009年9月から上顎、同年12月から下顎の拡大処置をカテゴリー2（P.12参照）の処置として施術を開始しました（図21）。

2010年8月、あと4〜5ヵ月で拡大処置が終了すると考えていたところ、突然、治療を中止したいと患者さんから申し出がありました。現状では、臼歯部の咬合関係はバラバラです（図22）。咬合状態が不良ですが、装置を外して拡大処置を中止することに同意しました。

術者としては、現在の咬合の状態の変化を見届ける義務があります。しっかりと噛むことを指示し、1年後に来院することを約束しました。術者として治療を放置することは無責任です。

1年3ヵ月後に患者さんが来院しました。口腔内を観察すると、臼歯部の咬合関係は改善し、咬合力も悪化していませんでした（図23）。

床矯正治療は侵襲性のある不可逆的治療ではありません。正の外力が歯列に加わることで、歯列が改善します。この改善はカテゴリー1（P.12参照）のバイオロジカルな反応です。

図24は、初診時と治療中止1年3ヵ月後のオクルーザーによる咬合力の変化です。

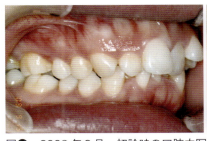 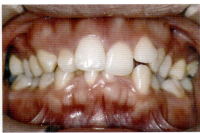 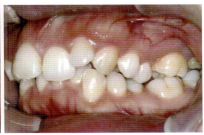

図⑳　2009年9月。初診時の口腔内写真

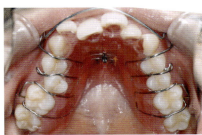 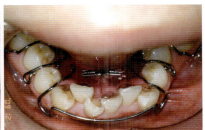

図㉑　左：2009年9月。右：2009年12月

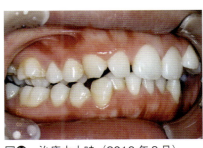 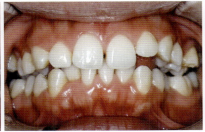 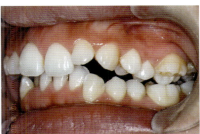

図㉒　治療中止時（2010年8月）

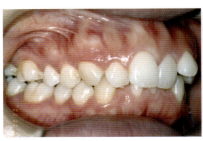 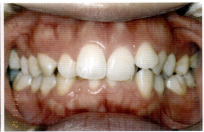 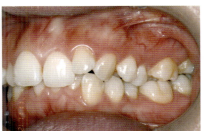

図㉓　治療中止1年3ヵ月後（2011年11月）

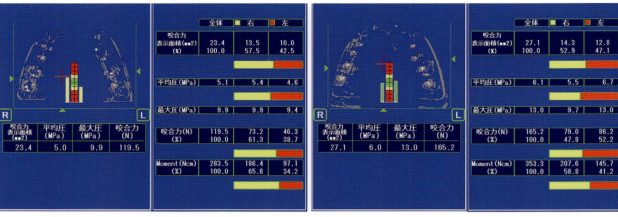

- 初診時の咬合力は119.5N（2009年9月）
- 治療中止1年3ヵ月後の咬合力は165.2N（2011年11月）

図㉔　初診時と治療中止1年3ヵ月後における咬合力の比較

● カテゴリー3
・医師がかかわってもかかわらなくても治癒しない病気

　歯科と標榜することで、患者さんは歯科医療の主たる対象を歯痛の除去や歯および歯質の欠損に対する形態修復と考えています。それゆえ、極めて初期のカリエスや軽度の歯肉炎を除けば、ほとんどの歯科治療の対象とする「病気」はカテゴリー2に属します。

矯正治療の対象は、すべてメカニカルなカテゴリー2に属する「病気」なのか？

　床矯正治療では叢生に対する処置として、歯列のスペース不足を床装置でメカニカルに歯列拡大をします。この処置法はカテゴリー2です。

　叢生は歯の重なりばかりではなく、歯の傾斜や上下顎歯列の被蓋が浅くなることがあります。咬断運動は歯軸に対して垂直な外力です。傾斜した歯に正の垂直な外力が加わることで、バイオロジカルに歯は正常な位置に改善されます。この考え方はカテゴリー1です。もし改善されなければ、カテゴリー2の処置として、マルチブラケットのワイヤー処置などを施術します。床矯正治療はカテゴリー1と2の異なった2つの処置を組み合わせた治療方法です。

　矯正治療により、形態として正常な歯列を獲得しても、その歯列を維持するための正の外力と正しい口腔機能を維持できなければ、負の外力に対応した歯列に変化します。つまり、後戻り現象が発現します。矯正治療後も後戻りをさせないためには、正の外力と正しい口腔機能を維持することが常に必要です。

早期治療の開始が大切

　疾患には必ず罹患した理由があるはずです。乳歯列期や混合歯列前期の初期段階では、不正咬合の70%は前歯部に限定され、カテゴリー1に属する疾患です。カテゴリー1に属した初期の不正咬合も、現状を放置することで病態が悪化してカテゴリー2の処置が必要な疾患に進行してしまいます。この進行を阻止するためには、疾患発症の初期段階での早期治療の開始が大切なのです。

患者さんの成長のステージにより治療の対象が変わる

　矯正治療は長期にわたるため、その間にも子どもは成長、発育をしていることを忘れてはなりません。成長して身長が伸びると、歯槽骨・顎骨も成長します。そして歯科領域の特徴として、乳歯は永久歯に交換します。乳犬歯は犬歯より歯冠幅径は小さく、第2乳臼歯は第2小臼歯より歯冠幅径が大きい特徴があります。

　小児の咬合発育段階について、ヘルマンはその標準的な咬合状態を大きくⅠ～Ⅴまでの5段階に分け、さらにそれぞれをA（attained）とC（commenced）の2段階に分類し、その発育段階を示しました。第Ⅲ期のみB（between A and C）段階が設定されています。

①乳歯萌出前期（ⅠA）
②乳歯咬合完成前期（ⅠC）
③乳歯咬合完成期（ⅡA）
④第1大臼歯・前歯萌出期（ⅡC）
⑤第1大臼歯・前歯萌出完了期（ⅢA）
⑥側方歯群交換期（ⅢB）
⑦第2大臼歯萌出期（ⅢC）
⑧第2大臼歯萌出完了期（ⅣA）
⑨第3大臼歯萌出期（ⅣC）
⑩第3大臼歯萌出完了期（ⅤA）

平均的には、生後8ヵ月前後（統計的には6～10ヵ月）に下顎乳前歯が萌出します。乳歯列期の開始です（ⅠA、ⅠC、ⅡA）。下顎前歯の萌出が早ければ、これ以降の患者さんの歯の交換は早くなると想定できます。乳歯列期の患者さんの発育ステージは第一次成長期と考えられます。成長を観察すると、幼稚園児は夏休みの間に身長が伸びます。

ヘルマンの咬合発育段階では、第1大臼歯・前歯萌出期（ⅡC）を採用していますが、世界の多くの子どもは第1大臼歯が前歯より先に萌出します。しかし、日本では統計学的に下顎前歯が先に萌出します。

下顎永久前歯への交換は6歳ごろで、体の成長としては第一次成長期が終了した発育ステージに達して乳歯から永久歯に交換したと考えられます。この時期の子どもの成長を観察すると、小学校1年生も2年生も顔や身長の変化はみられません。

側方歯群交換期（ⅢB）は、女子では9歳半、男子では10歳前後で、下顎犬歯が萌出を開始します。この時期は、発育ステージが第二次成長期に達し、身長が伸び始めます。第二次成長期になると子どもは反抗期になり、対応が難しくなります。そして第2大臼歯が萌出（ⅢC）して、永久歯列期に入ります。女子は12歳、男子は14歳ごろに顔面頭蓋の垂直方向への成長が始まり、顔つきが徐々に大人の顔貌に変化していきます。マンガでは、目より下部を小さく描くと子どもの顔貌に、大きく描くと大人の顔貌になるのは顎骨の垂直方向への成長の現れです。第2大臼歯は身長の伸びが少し減少した時期に萌出し、女子は初潮を迎えます。一般的に、女子では14歳、男子では17歳で成長がほぼ終了します。

矯正治療では、患者さんの歯の萌出時期と成長過程が重要な診査事項と考えます。床矯正治療では、歯列も乳歯列期、下顎前歯が萌出してからの混合歯列前期、犬歯・小臼歯が萌出してからの混合歯列後期、第2大臼歯萌出後の永久歯列期に分類し、患者さんの歯の萌出時期や乳歯から永久歯へ交換する各ステージから身体の発育ステージを把握したうえで、診断を行います。

叢生の不正咬合を考える

正しい口腔機能のもとに正の外力が歯槽骨や歯列に加われば正常な歯列となり、維持されます。反面、口腔内からの機能が減少して顎に対する発育刺激の外力がなければ歯槽骨は正しく発達せず、叢生が発症します。

また、歯槽骨の成長のみではなく、歯冠幅径も確認すべきです。歯冠幅径は個体差があり、上顎中切歯の平均は男子で8.6mm、女子で8.2mmです。歯冠幅径が大きければそれに伴い拡大量も大きくなることがありますから、上顎中切歯の歯冠幅径は必ず計測すべきです。

乳歯列期の不正咬合は、「風邪の引き始め」にたとえられます。そして、混合歯列前期の不正咬合はほぼ前歯部に限定されており、「風邪」の状態にたとえられます。混合歯列前期までの叢生を放置して様子を見ていることは、治療放棄と同じです。放置により、前歯部の叢生を基準として犬歯、側方歯群が萌出すれば、病態は全歯列に及び、病態は複雑化して難症例に移行する可能性があります。それゆえ、混合歯列後期以降の不正咬合は「肺炎」にたとえられます。

混合歯列前期までの「風邪」の状態の患者さんに対して、様子を見ているだけでは「肺炎」に移行させてしまいます。「風邪」の患者さんは、「風邪」のうちに治療すべきです。

各歯列期の治療対象を考える

1. 乳歯列期、混合歯列前期までの治療対象

ヘルマンの側方歯群交換期（ⅢB）以前の治療対象です。

乳歯列期、混合歯列前期までの叢生は治療対象のほとんどが前歯部のみです。矯正治療の最大の診査・診断事項は、治療開始時期の年齢です。初診時の患者さんの年齢が混合歯列前期であれば「風邪」の状態の不正咬合であり、重篤な患者さんは稀でしょう。この時期は保護者が子どもの口腔内に一番関心を示す時期でもあります。乳歯列期と初期の混合歯列前期までであれば、機能不全から生じた発育不全の歯槽骨を咬断運動によってバイオロジカルに改善し、育成することも可能です。バイオロジカルな歯槽骨の育成はゆっくりとした反応ですから、バイオセラピーのみで治療が可能か否かの判断は、治療期間がどの程度残されているかが最大の診査事項になります。つまり、治療開始年齢が鍵となります。

早期の混合歯列前期では、下顎のみを床装置によって歯槽骨をメカニカルに拡大し、上顎はバイオロジカルに歯槽骨を育成することも可能です。反対に、上顎を拡大して下顎をバイオロジカルに育成することも可能です。

叢生の治療は、お母さんが子どもの口腔に最も関心のある6歳ごろの早期に治療を開始すれば治療可能な期間も十分にあり、叢生の病態も複雑ではありませんから、難しい治療経過を辿ることはありません（図32）。

症例5　機能性の反対咬合

乳歯列期の3歳7ヵ月の女児で、反対咬合を認めました（図25）。

反対咬合のケースでは、ゆっくりと口を閉じさせ、上下の前歯の切端を当てることができる構成咬合位を維持できるか否かを確認します（図26）。そして、パナシールドを装着して舌を挙上することで、下顎体が後退するか否かを確認する診査が必要です（図27）。パナシールドは就寝時に装着しますが、実際に使用しているかどうかの確認のために、パナシールドを装着して寝ているときの写真を次回来院時に持参してもらいました（図28）。

日中は正常位用タッチスティックを使用してもらいました。歯列とタッチスティックのプレートが平行関係にあれば、下顎体は前歯で噛むことで後退しています(赤色のラインの○)。タッチスティックのプレートが内側に移動していれば、下顎体は後退していません（黄色のラインの×：図29）。

パナシールドを装着して下顎体が後退し、タッチスティックのプレートを使用してもプレートの向きは正常ですから、この診査によって反対咬合は機能性の反対咬合と診断できます。

パナシールドとタッチスティックを使用することで、反対咬合は改善されました（図30、31）。

本症例は、下顎体の前方移動の原因を改善することで治癒したバイオロジカルなカテゴリー1（P.12参照）の治療です（タッチスティックは日本歯科商社で購入できます。パナシールドは、パナシールドプラスMedicalとして日本歯科商社から購入できるように、厚生労働省に薬事申請中です）。

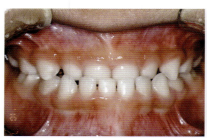
図㉕　初診時3歳7ヵ月、女児。反対咬合。乳犬歯の早期接触はない（2010年7月）

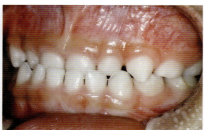

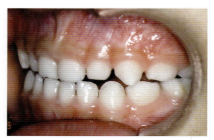
図㉖　構成咬合位を維持できる

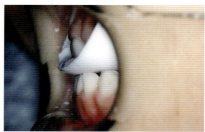
図㉗　カットしたパナシールドを装着し、舌を挙上することで下顎体が後退するか否かの診断が大切。後退しなければ、パナシールドを用いても治療効果を期待できない

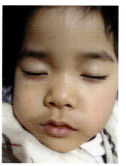
図㉘　就寝時にパナシールドを装着した状態

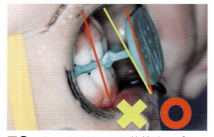
図㉙　タッチスティック装着時のプレートの状態の確認

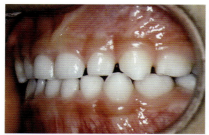
図㉚　2011年1月。パナシールドとタッチスティックの使用で、6ヵ月後に反対咬合はバイオロジカルに改善された

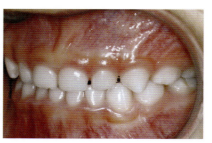
図㉛　2011年4月。前歯部の被蓋が深くなった

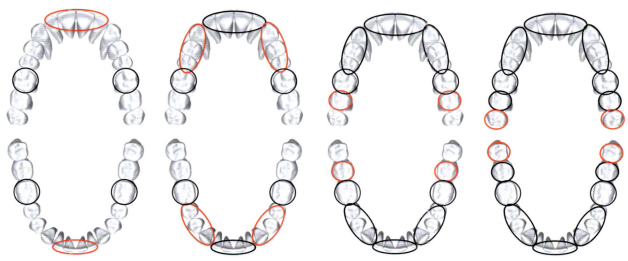

図❸❷ 乳歯列期・混合歯列前期の治療対象部位（赤丸の歯を中心に、黒丸で囲んだ部位。以下同じ）　図❸❸ 混合歯列後期の治療対象部位　図❸❹ 永久歯列期の治療対象部位　図❸❺ 第3大臼歯萌出

2．混合歯列後期の治療対象

ヘルマンの側方歯群交換期（ⅢB）です。

混合歯列後期になると不正な前歯部の叢生を基準として犬歯、小臼歯が不正に萌出し、叢生が全顎に波及することもあります。不正咬合が複雑化し、長期の治療期間に及ぶ難症例になる可能性があります。難症例のケースによっては抜歯矯正を選択することもあります（図33）。

3．永久歯列期の治療対象

ヘルマンの第2大臼歯（萌出期〜萌出期完了期：ⅢC〜ⅣA）です。

第2大臼歯が萌出位置異常や傾斜を発症するケースもあります。第2大臼歯の正常な萌出と嵌合を確認するまでが矯正治療の治療期間です（図34）。

4．第3大臼歯萌出後の考え方

ヘルマンの第3大臼歯萌出期（ⅣC）です。

15歳以降になり、側方歯群のスペースを確保するために大臼歯を後方に移動する処置では、第3大臼歯の歯根が形成されると、臼歯部の後方移動処置は不可能となります。臨床では、第3大臼歯萌出前の歯根がどの程度形成されているかが問題となります。水平埋伏歯ないし傾斜した第3大臼歯では、抜歯処置が必要となります（図35、詳細はQ65参照）。

子どもは大人へと成長する

叢生は口腔内からの機能不全による歯槽骨の水平方向への発育不全から発症した不正咬合です。顔面の成長には水平方向と垂直方向の異なった成長があり、成長時期も異なります。顔面の上部1/3を占める神経頭蓋は出生後初期に最も早く成長し、12歳ごろに成長を終えます。しかし、顔面の下部2/3を構成する中顔面と下顎は長期間にわたって成長し、青年期後期まで成長が続きます。

床矯正治療は歯列に対して水平方向には対処できますが、顔面の垂直方向には対応できません。女子は12〜14歳にかけて、男子は14〜17歳にかけて顔面が垂直方向に発育し、子どもの顔貌から大人の顔貌へと変化します。とくに、この時期までに子どもの顔貌をよりよい大人の顔貌に変化させる治療と指導が大切です。そのためには、歯槽骨や顎骨に与える正常な発育刺激を促す咀嚼訓練のような口腔機能を向上させるバイオロジカルな指導が必要です。

不正咬合を知るには、まず正常な咬合状態を知ること

E.H. アングルが OLD GLORY（シンボル）として理想的な正常咬合と提示した歯列と骨格です。この正常な歯列と異なる歯列が不正咬合です（図36）。

矯正治療は不正な咬合を改善する治療ですから、不正咬合を知るためには、まず正常な歯列を知る必要があります。正常な歯列を知らなければ、何が不正咬合なのかがわかりませんし、患者さんに問題点を説明できません。通常治療をしている患者さんのなかから自らの OLD GLORY を探しましょう。

患者さんの「主訴」を大切にする

矯正治療の目的は不正な咬合を正常な咬合に正すことです。そのためには、患者さんに正常な咬合を理解

してもらうことが必要です。何が正常で、何が不正なのかの境界を提示する難しい問題もあります。

歯科医療として求める理想的な正常咬合があります。その理想的な正常咬合が患者さんの求める正常咬合と一致するとは限りません。歯科医師が理想とする咬合と、患者さんが「主訴」とする矯正治療目的が食い違い、患者さん自身が容認できる内容の歯列の状態に治療してほしいと望まれることもあります。また、患者さんの望む治療内容が歯科医学的な問題ではなく、審美歯科的な問題となるケースもあります。一般臨床医が携わる処置内容ではないと判断した場合は、矯正専門医に紹介すべきだと考えます。

治療を開始する前に、患者さんの「主訴」を明確に確認して文章化し、カルテに記載しておくべきです。患者さんの「主訴」が初診の時点と変わることもありますから、治療の過程でも「主訴」の変更がないかを患者さんに確認することが必要です。

反対咬合を考える

反対咬合は、単純に前歯が逆被蓋だけではありません。反対咬合の発症原因を考えましょう。
1. 機能性から生じる反対咬合
    ⇒下顎体が前方移動して生じた反対咬合
    ⇒筋系による反対咬合
2. 歯槽性から生じる反対咬合
    ⇒歯列ないし歯槽骨に問題がある反対咬合
3. 骨格性から生じる反対咬合
    ⇒下顎体の過成長
4. 1～3の複合性から生じる反対咬合
    ⇒第二次成長期前に治療を終了すべき反対咬合

反対咬合の発症原因を診査する必要があります。乳歯列期の反対咬合は自然に治るケースもあるという考えもありますが、実際は反対咬合の実体である下顎体を前方移動させている負の機能が改善されたことにより、反対咬合が治癒したと考えるべきです。機能性の反対咬合は、開咬や下顎前突などから発症すると考えられます。

開咬を考える

開咬を治すことを考える前に、なぜ開咬になったかを考えましょう。嚥下時に舌が出ているなどの口腔内からの負の機能、指しゃぶりや服やタオルを噛んで引っ張るなどの口腔外から生じる負の態癖がないかの診査が大切です。

嚥下時に舌が出ている舌突出癖は改善すべきです。

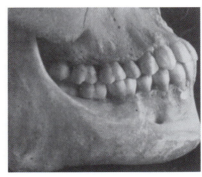

図❸ E.H.アングルが提示したOLD GLORY

幼児の場合は、上下顎間に離開が生じると自然に離開したスペースに舌を突出させる悪習慣を合併するケースがあります。

たとえば、開咬を発症しているケースでは、症例6（図37～43）のように指しゃぶりが原因なのか、参考症例3（図44～46）のように舌の突出癖が原因なのかの鑑別診断が必要です。参考症例3の口元はぽかん口です。口を開いている状態では、舌背は口蓋に接していません。正常な舌のポスチャー（姿勢位）では通常、舌背は口蓋に接しています。舌背を口蓋に接するように指示すると舌は湾曲をしています。

なぜ舌が突出するのかの原因も考えるべきです。舌が口蓋に接していない状態では舌は前方に移動しやすくなります。嚥下を指示すると舌が前歯部から突出します。この舌のポスチャーが開咬の原因と考えられます。ガムを用いた検査では、嚥下時のガムの位置によって舌の軌跡が想定できます。そして、ガムの厚みから舌圧などの簡便な検査もできます。

開咬を治す方法を考える前に、なぜ開咬を発症したかを診査すべきです。

前突を考える

2014年に行われた日本矯正歯科学会で、東京歯科大学矯正学講座の野嶋邦彦先生は、前突を主訴とした患者さんの上顎前方突出型はわずか7％であり、75％は下顎後退と発表しています（参考症例4：図47～50、参考症例5：図51）。

矯正治療の対象は歯列だけ？

床矯正治療の治療対象は歯列だけではなく、歯槽骨の育成や表情筋の活性化を促進させることも念頭におくべきです（参考症例6：図52、53、参考症例7：図54、55）。すなわち、矯正治療の対象は歯列という形態だけではなく、歯を使うことによる口腔機能の向上と表情筋の活性化です。表情筋の活性化は患者さん

症例6　態癖による開咬

　乳歯列期の5歳6ヵ月の女児で、主訴は開咬でした（図37、38）。この患児は親指の爪が短く、指がふやけていましたが、指ダコはありませんでした（図39）。

　2012年8月、診査の結果、この子には親指を吸う癖があり、この癖を止めさせることが治療です。いくつかの指人形から好きなものを選択させ、就寝時に親指にその指人形を装着させることで、指しゃぶりの態癖を失くすことを計画しました（図40、41）。

　2012年12月、4ヵ月で開咬は改善しました（図42）。また、親指の爪も伸びてきました（図43）。本症例は、原因を改善することで治癒したバイオロジカルなカテゴリー1（P.12参照）の治療です。しかし、原因を解消しなければ、歯列はもとに戻ります。それは後戻りではなく、再発といえます。

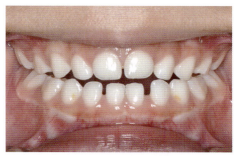

図37　初診時5歳6ヵ月、女児。前歯部の開咬

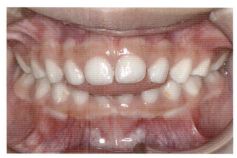

図38　嚥下時に舌尖が突出している

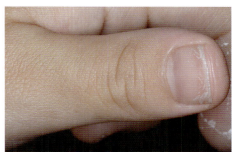

図39　吸いダコはないが、爪が減っており、親指の内側に圧跡があった

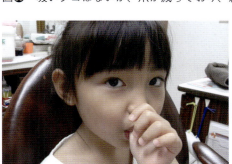

図40　指しゃぶりの態癖を認めた

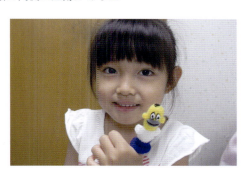

図41　指しゃぶりをしている親指に、好きな指人形を装着させた

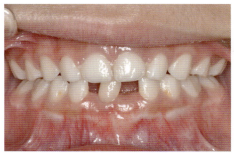

図42　4ヵ月後の口腔内写真。ほぼ改善した（2012年12月）

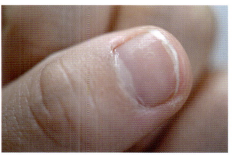

図43　開咬の原因である親指の爪も伸びてきた

● **参考症例3**

31歳11ヵ月の男性で、永久歯列の開咬を認めました（図44〜46）。

混合歯列後期からは身体の発育期が第二次成長期に入り、不正咬合は骨格性の不正咬合に移行して病態は難症例になります。

疾患の原因を診査により突き止め、原因を解消する診断による治療法を明確にすることが処置法の基本です。しかし、口唇癖・舌癖などの態癖から発症原因を探し出すことはさまざまな視点からの診査が必要となります。

症例6（図37〜43）を参照してください。

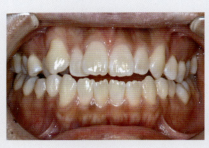

図44　初診時31歳11ヵ月、男性。主訴は開咬

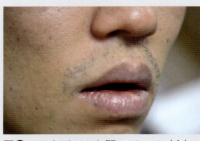 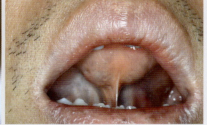

図45　口をぽかんと開いていて（左）、舌背が口蓋に接していない（右）

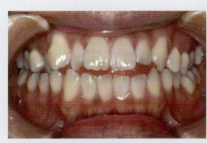 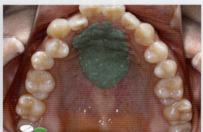

図46　嚥下時に舌が前歯間から突出し（左）、ガムを噛んで嚥下をするとガムが前歯部に位置した（右）

の顔貌をも改善します。

人に与える第一印象は目元、口元で決まります。目元、口元の改善はとても大切な治療対象です。バイオセラピーの筋機能訓練を併用することにより、顔貌を改善させることも床矯正治療の目的です。

しかし、いうまでもありませんが、本来は筋機能訓練に頼るのではなく、日常のなかでの正しい食事をするというような、当り前の基本生活を回復すべきです。近年の食材や調理法による口腔筋機能低下は、これからも続く傾向にあります。その結果、顔貌が萎縮傾向に変化していくとどうなるかを、東京大学工学部原島研究室では"変わる高校生の平均顔"として、50年前と100年後という過去と未来の顔貌の変相を予測しています。人間の進化の過程としてどうしても避けられない変化傾向だとしても、この現象を歯科医師としてどう食い止めて、現在の子どもたちにすばらしい顔貌を維持させていくかを考えるのも、大切な責務だと考えます。

●

床矯正治療は床装置を使用してメカニカルに歯列を拡大、移動する治療するだけではなく、バイオロジカルに口腔機能を向上させる"バイオセラピー"を併用した治療法です。床矯正治療の大きな特徴は、患者さん自らが処置するということです。よりよい治療結果を得るためには、患者さん自身のプロモーション（促進、育成、高揚）の向上が必要と考えます。

● 参考症例4

　下顎体の後退は顔貌の問題です。本症例は永久歯列期の患者さんです。本人は下顎体が後退していることに気がついていませんでした。現在の顔貌（図47）と下顎を前方に出して得られるAngle 1級での顔貌（図48）を写真で比較させ、「どちらの顔がかわいいですか？」と患者さんに尋ねます。そうして、顔貌の改善が第一であることを自覚してもらいます。

　下顎位は、咬筋歯根膜反射で決定されます。前歯部と臼歯部で、チューブを嚙んだときの顎位の変化を診査しましょう。前歯部でチューブを嚙むことで下顎体が前方に誘導されれば、正常な咬筋歯根膜反射は維持されていると考えられ、咬断運動により、カテゴリー1（P.12参照）の疾患としてバイオロジカルにAngle 1級に改善されることもあります（図49）。改善しなければ、カテゴリー2の疾患として装置を使用します。

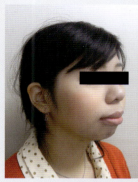 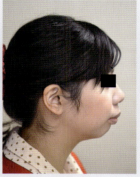 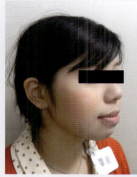 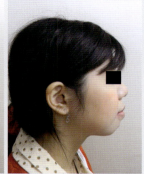

図47　初診時の側貌。下顎体が後退している　　　　　図48　Angle 1級に下顎位を修正したときの側貌

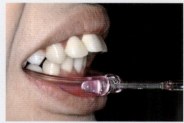 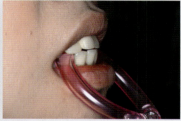 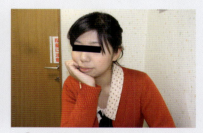

図49　チューブを臼歯部で嚙んだときの顎位（左）。チューブを前歯部で嚙んだときの顎位（右）　　　図50　頬杖の態癖がある

● 参考症例5

　12歳9ヵ月の女子で、主訴は前突です。Angle 1級で、混合歯列後期の患者さんです（図51）。
　このケースは、下顎の後退ではなく前突です。上顎前歯を後退させるのが本来の治療ですが、下顎を前方に移動したほうが顔貌はよくなります。

　Angle 1級の状態から下顎を前方に移動すると、Angle 3級になります。その状態と初診時の顔貌とを比較して、顔貌がAngle 3級の下顎の過成長の顔貌に変化するのであれば、上顎前歯を後退させるべきです。筆者は顔貌の変化を基準としています。

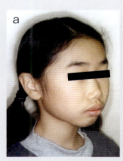 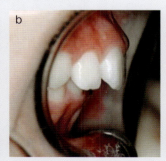 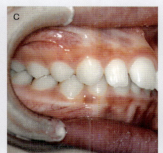 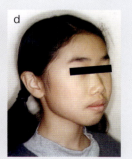

図51　a：下顎体が後退した顔貌。b：上顎前歯が突出した上顎前突。c：臼歯の咬合関係はAngle 1級。d：下顎を前方に移動したときの顔貌

● **参考症例6**

混合歯列前期の8歳2ヵ月の男児です。患児は上顎前突を主訴として来院しましたが、病態は上顎前歯の前突ではなく、上顎骨の歯槽突起の発達不足でした。

治療としては、前歯部での咬断運動の指導励行により、上顎骨の歯槽突起を育成することができました。発症原因は口腔に加わる機能が不足していたためであり、治療開始年齢も遅くはなく、カテゴリー1（P.12参照）の病態でした。しかし、歯槽骨の成長期が終わった後では、上顎骨の歯槽突起を育成することは難しいと考えます。それゆえ、早期治療が大切です。とくに前歯部で嚙む咬断運動が不可欠です。矯正治療の対象は顔貌にまで及びます。そのためには、治療開始時期の子どもの成長期を意識すべきです。

顔面は神経頭蓋、中顔面、下顎骨から構成されています。上顎骨は中顔面の70％を占めています。上顎骨を育成して顔面を前方に発育させることで、よりよい顔貌に育成できます。

顔面の発育には水平方向への発育と垂直方向への発育があります。床矯正治療は水平方向に対しては有効ですが、垂直方向に対しての効果は期待できず、咬断運動、粉砕運動、臼磨運動によるバイオロジカルな歯槽骨の育成が必要です（図52、53）。

上顎の歯槽突起が未発達でしたが、咬断運動によって上顎の歯槽突起は育成されました。

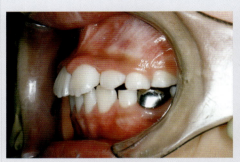 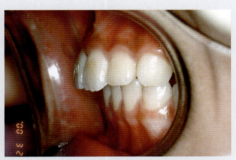

図52　初診時8歳2ヵ月、男児。上顎歯槽突起の未発達の状態

図53　11歳6ヵ月。上顎歯槽突起が育成された状態

● **参考症例7**

多くの不正咬合の患者さんを観察すると、歯列不正による口腔機能の低下により、表情筋が不活性化しています。

図54は、混合歯列前期の8歳1ヵ月の女児です。治療前は左右の眼瞼と口角が下垂していました。口腔機能の改善と口唇の訓練をした結果、眼瞼と口角は正常になりました。矯正治療の目的は歯列の改善だけではなく、顔貌の改善も含みます。

図55の40代の女性も、筋機能訓練で顔貌も変貌しました。顔貌がよくなるとともに内向的であった性格もとても明るくなり、外交的な性格になって笑顔が多くなったと感謝されました。

不正咬合により生じた形態異常が改善されたことで相乗効果として互換的に表情筋の機能も向上し、顔貌も改善されています。表情筋の活性化も咀嚼訓練の指導による治療結果です。口腔周囲筋の機能向上は成長が終了した後も可能です。

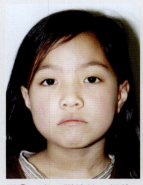 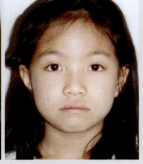 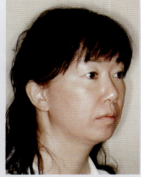 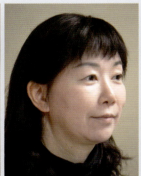

図54　左：訓練前の顔貌。右：訓練後の顔貌

図55　左：訓練前の顔貌。右：訓練後の顔貌

【参考文献】

1）町田幸雄：乳歯列期から始めよう 咬合誘導．一世出版，東京，2006：45．
2）厚生労働省：2005年度歯科疾患実態調査．

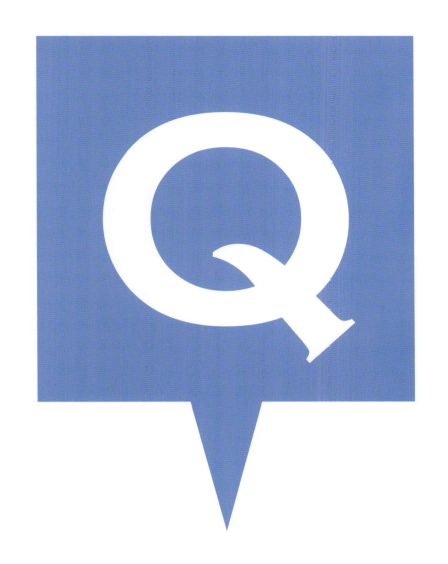

第2章
バイオセラピー
と
その診査

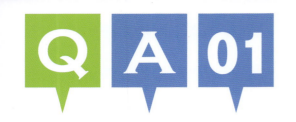

床矯正ってどんな治療？

1. 床矯正治療は2つに大別される

床矯正治療と聞くと、患者さんは「床装置を使った治療」というイメージを抱きますが、床矯正研究会の考える床矯正治療とは、床装置のみで治療するものではありません。具体的には、床装置とその他の装置（マルチブラケットなど）を用いるメカニカルな治療と、食育・トレーニング・悪習癖の改善などを行うバイオロジカルな治療（バイオセラピー）の2つを主軸とします（図1）。

叢生の治療の基本は、可撤式緩徐拡大装置で歯列弓を拡大し、スペースを確保する方法です。一般的には、患者さんが拡大床装置を14時間以上口腔内に装着して拡大スクリューを拡げていき、1ヵ月で1mm程度の歯列幅の増加を図ります（図2）。床装置を使った歯列拡大後は、前歯部に舌側断線を付与した保定装置を装着し、保定装置とバイオセラピーで歯列の整直と咬合の緊密化を図ります（図3）。

2. 床矯正治療の特徴

床矯正治療の第1の特徴として、患者さん自身が治療を主導することが挙げられます。患者さん自身が装着やスクリューを巻くため、患者さんのモチベーションが治療結果を左右します。

第2の特徴は、治療開始年齢が大きく影響することです。床矯正研究会が考える小児期の床矯正治療とは、「犬歯の萌出前に、4前歯がきれいに並んだ状態を目指す」ことです。それには、治療開始時の年齢が重要

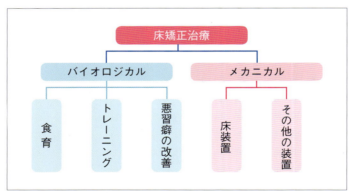

図❶ 床矯正治療で対応する2つの処置（月刊鈴木設矢．デンタルダイヤモンド社，東京，2014より引用改変）

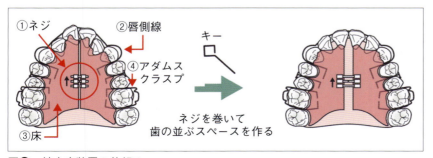

図❷ 拡大床装置の仕組み

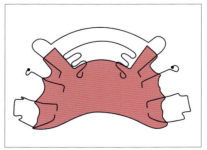

図❸ 保定装置

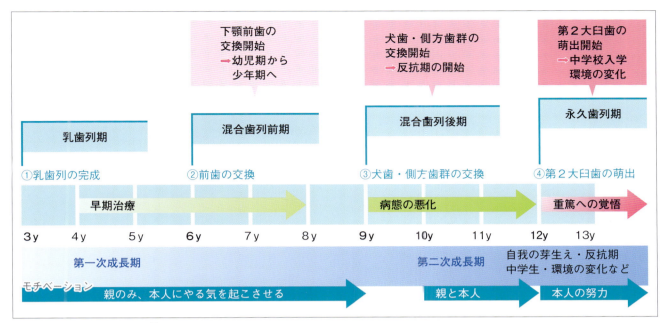

図❹ 歯列交換のイメージ[2]

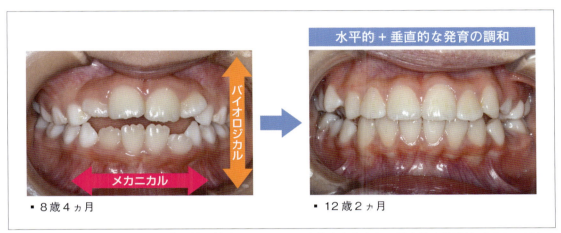

図❺ 小児期の咬合育成目標。水平的な治療はメカニカルな治療を主とし、垂直的な治療はバイオロジカルな治療を主とする。それにより、3次元的に調和のとれた咬合育成を目指す[3]

なポイントとなります。混合歯列期の前期と後期の2期において、後期が始まるまでに前歯を整えることを推奨しています（図4）。

第3の特徴として、バイオロジカルな治療（バイオセラピー）を重視していることです。治療の対象は、歯列に限局しません。バイオセラピーとは、口腔筋機能を向上させる食育やトレーニング、舌のポスチャーや負の外力である態癖の改善指導などによる治療です。

本来、治療とは、疾患を処置するだけでなく、疾患を生じさせた負のストレス・外力の原因・誘因そのものを改善することも必要です。そのような改善処置がなされなければ、一時的に得られた正常咬合は、再び負のストレス・外力によって不正咬合の再発を生じてしまいます。歯列に生体からの正しいストレス・外力を維持させることができれば、自然保定となります。

また、床装置はある程度の叢生を改善するような水平的な歯列へのアプローチを得意としますが、床装置自体で咬合を緊密にするための垂直的な歯列へのアプローチには適応ではありません。歯列の誘導には、水平的な発育と垂直的な発育の3次元的な成長が必要です。床装置自体の欠点を補うためにも、垂直的な歯列のアプローチであるバイオセラピーが重要であると考えます（図5）。

【参考文献】
1) 大澤亜弓：顔貌の改善も図る床矯正治療. デンタルダイヤモンド, 39 (11)：139-149, 2014.
2) 鈴木設矢：月刊 鈴木設矢. デンタルダイヤモンド社, 東京, 2014.
3) 嘉藤幹夫：小児期の水平的および垂直的咬合育成への対応. 小児歯科臨床, 15 (10)：29-39, 2010.

Q A 02

バイオセラピーとはどんな治療？

　矯正治療は、「少ない干渉で顔面頭蓋形態や構造が、正常な成人の解剖学的特徴をもつまでに発達させることである」とされています（**図1**）[1]。同様に、バイオセラピーは、歯の周りの骨と筋肉のバランスが保たれた状態を目指し、過剰な処置や装置の使用をせずとも、本来個体がもつべき形態と機能を回復し、順調な咬合育成を促すことを目的とします。

　当院では、初診患者さんに6つの項目（**図2**）を説明し、それらを成長過程で獲得することを目標としています。そして、診査・診断の後に、患者さんごとに必要な項目やトレーニング法を指導しています。

　機能障害や悪習癖は、時間が経つにつれて習慣化しやすく、それに伴って形態も悪化している場合は正しい機能に戻すことが難しくなってきます。これらは火事と同じで、ボヤのうちに消してしまうことが大切です。

　主に、混合歯列期に前歯部の不正を主訴として来院することが多い患者さんに対して、この時期の比較的穏やかな成長発育時に機能障害などを早く発見し、バイオセラピーによって機能の回復を行い、本来の正しい成長へと導くことが大切です。

　保護者や患者さん自身が不正咬合を初めて意識したとき、まずはかかりつけ歯科医に相談します。そのとき、「専門医に相談しましょう」とするのではなく、不正咬合の発症をいかに予防するか、いかに初期の不正咬合を難症例に移行させないかをかかりつけ歯科医が考え、できることを担うべきではないでしょうか。患者さんは、矯正治療が身近なものであることを望んでいます。

　ただし、混合歯列期前期と違い、混合歯列期後期は思春期性の活発な成長発育を示し始める時期です。よって、治療はメカニカルなものを主体とすることが

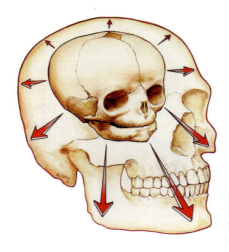

図❶　矯正治療は少ない干渉で顔面頭蓋形態や構造が、正常な成人の解剖学的特徴をもつまでに発達させることである（参考文献[1]より引用）

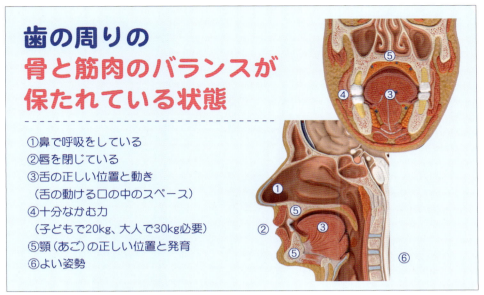

図❷　成長過程で獲得したい6つの項目。初診時に、患者さんに説明している

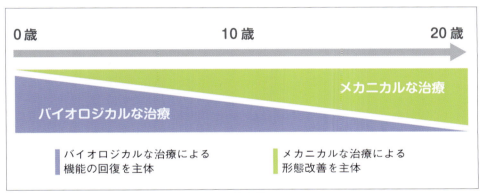

図❸　バイオロジカルな治療とメカニカルな治療[2]

多くなり、ある種の歯槽性の不正咬合が形態的（骨格性）不正に移行することもあります。そのため、バイオセラピーで効果が認められない場合や、骨格性の不正咬合に移行しつつある患者さんに対しては、より複雑な治療や専門医への紹介が必要になることも十分に考慮して、治療に当たることが必要です。

また、当院では、生活習慣を改善するなどのバイオセラピーも、矯正治療の一つであると患者さんに説明しています。バイオセラピーはメカニカルな治療の効果を促すだけではなく、装置を使用できない低年齢の患者さんや装置を使った治療を希望しない患者さんなどに対しても適用できます（図3）。

床矯正治療の対象は小児だけではなく、障害者や高齢者に対しても、口腔機能を改善する目的で指導する場合があります。このように、バイオセラピーは特別な治療ではなく、日常臨床に取り入れられる、ごく身近な治療であると考えます。

【参考文献】
1) Jeffrey H Ahlin: Maxillofacial orthopedics : a clinical approach for the growing child. Quintessence Pub. Co., Chicago, 1984.
2) 大野秀夫　MFTを中心とした子どもの口腔習癖と咬合異常への対応. 小児歯科臨床, 15 (10)：12-28, 2010.

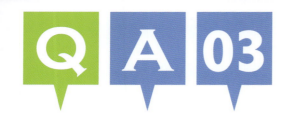

バイオセラピーはどんな患者さんに行うの？

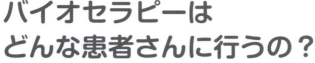

　バイオセラピーは、床矯正治療を行っている患者さん全員に指導します。その他には、メカニカルな矯正治療前や矯正治療後の保定、定期健診時の患者さん、高齢者などにも行うことがあります（Q06、Q07参照）。

　歯列不正は遺伝的要因もありますが、悪習癖と歯列不正を同時に有する患者さんは、舌や口腔周囲筋のアンバランスが認められ、それによって歯列の狭窄や位置のズレを引き起こします。歯列はメカニカルな治療によって改善していきますが、悪習癖が残っていると、十分に改善しなかったり、大きく後戻りしたりする要因にもなります。ただし、バイオセラピーの必要性や選択は患者さんの症状によって大きく異なります。ほぼ全員の患者さんに必要なバイオセラピーは"食育"です（図1）。悪習癖のバイオセラピーのうち、開口と口呼吸は大半の患者さんに行う必要があります（図2、3）。

　その他の悪習癖、たとえば弄唇癖や吸指癖、爪噛みなどは、その兆候を確認した患者さんに対して、個別に対応する必要があります。習癖で特徴的なものとして、舌突出癖があります。これは、嚥下時に上下前歯部の間に舌を挿入して嚥下する習癖です。舌突出癖は直接嚥下時の状態を確認することは難しく、口角鉤で開口状態にしてから嚥下を行ってもらうことで、初めて確認できます（図4）。

　外見から舌の悪習癖を予想することは難しく、実際には口腔内の開咬症状から悪習癖を予想します（図5）。悪習癖は習癖を観察しても視認できないことも多く、実際には口腔内の状況から習癖を推理し、適したバイオセラピーを選択することが必要になります（図6）。

●バイオセラピーの実践例

　床矯正治療の対象となる患者さんに最も多くみられるのが叢生で、歯列の狭窄によって引き起こされます（図7）。歯列の狭窄には、口腔周囲筋が影響しています。患者さんに説明するときは、歯列模型を見せながら、内側のカーブは舌で、外のカーブは口唇と頬の筋肉の圧力のカーブであると説明します（図8、9）。

　また、叢生の患者さんは、同時に下顎の後退や反対咬合を併発していることも多くあります。患者さん自身は、叢生やいわゆる八重歯などの歯の位置異常は理解しやすいものの、顎位などの筋による変化はなかなか理解しにくいものです。そこで、叢生と同時に下顎が後退しているような患者さんには、本人と保護者両者に咀嚼の位置一つで顎位が大きく変化することを説明します。具体的には、パナリング（オーラルアカデミー）というチューブトレーニング用の器具を使用し、実際に体験してもらいます（図10〜12）。

　反対咬合の場合は、骨の成長が終わった年齢時以降の完全な骨格性の反対咬合以外のときには、舌周囲の筋による影響が強いことを具体的に説明します。その例としては、下顎を前下方に押す舌の筋肉による圧力を排除することで、即座に下顎の位置が変化する様子を、パナシールド（説明用に前歯部の樹脂を切断除去したもの）を使って顎位の変化を患者さんと保護者に見せて説明できます（図13、14）。

　バイオセラピーは、診療室だけでは完結しない、普段の生活そのものを変化させる治療なので、何より理解とモチベーションが大切です。よって、常に具体的に説明して納得してもらうことが必要です。

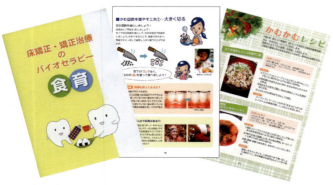

図❶　食育はイメージだけでなく、料理の仕方まで具体的に説明する（床矯正研究会オリジナル小冊子）

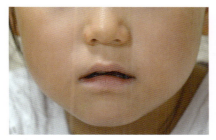

図❷ 開口

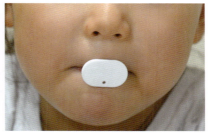

図❸ ポカンX（オーラルアカデミー）による口唇閉鎖の習慣づけ

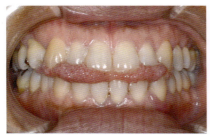

図❹ 嚥下時の舌突出癖

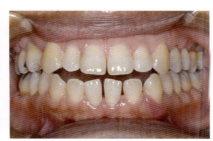

図❺ 開咬歯列

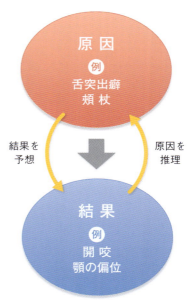

図❻ 歯列や顔貌などの結果のみでなく、その原因を探る

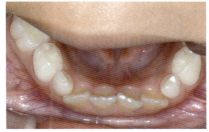

図❼ 叢生歯列

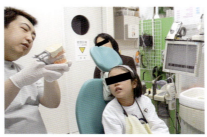

図❽ 模型など具体的なもので説明

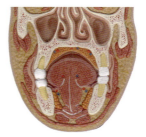

図❾ 舌と頰筋の位置と力関係

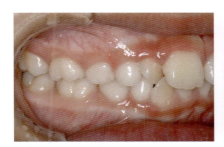

図❿ 通常時の咬合

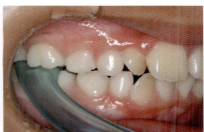

図⓫ 大臼歯部での咬合

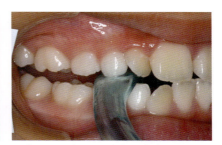

図⓬ 前歯部での咬合。患者も前方位で咬合しているのがわかりやすい

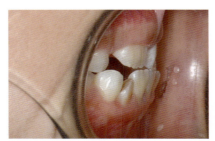

図⓭ 前歯反対咬合

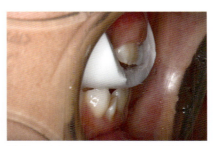

図⓮ パナシールドで下顎が後退している

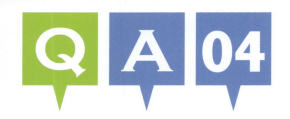

バイオセラピーって具体的にどんなことするの？

　バイオセラピーは、さまざまなツールを使ったり、特殊な動きを利用したトレーニング法や、食育や悪習癖について自覚を促す指導・改善法など、多岐にわたります（詳細はQ02参照）。バイオセラピーを大きく分類すると、下記の5つですが、なかには分類を跨いでいるものも多数あります。

①生活指導
②習癖指導・ツール
③トレーニング
④ファンクショナルアプライアンス（機能的顎矯正装置）などの装置
⑤道具を用いた小矯正力による治療

　分類それぞれの具体例を、**表1**に列挙します。これらがすべてではなく、バイオセラピーはさまざまなシーンで取り入れることができます。

1．バイオセラピーの実践

　それでは、実際の診療において、バイオセラピーがどのように行われるのか、その例を考えてみましょう。

　矯正治療の初診時には、問診、X線・顔貌・姿勢の全身写真など、矯正治療における基本的な検査の他に、鼻腔の通気状態、フットバランス、口唇閉鎖力検査、オクルーザーなど、口腔や全身の機能についての検査

表❶　バイオセラピーの分類とその具体例

1．生活指導	3．トレーニング	4．ファンクショナルアプライアンス（機能的顎矯正装置）などの装置
・食育	・オリジナルカレンダー	・パナシールド
・咀嚼法の指導	・咬合のトレーニング	・咬合斜面板
・姿勢・椅坐位・睡眠時の指導	チューブトレーニング	・オクルーザルテーブル
2．習癖指導・ツール	ガムトレーニング	**5．道具を用いた小矯正力による治療**
・開口・口呼吸の指導	・口唇のトレーニング	・パナスティック
ポカンX	リットレメーター	
リマインダーシール	とじろーくん	＊各種トレーニングの詳細は、後述のQ、または『なぜ？からはじまる床矯正治療のQ&A 1st step』、『GPのための床矯正・矯正治療のすすめ』、『GPのための床矯正・矯正治療のすすめ活用編』（いずれもデンタルダイヤモンド社）参照
・吸指癖	・頰筋のトレーニング	
指人形	・舌・舌位のトレーニング	
リマインダーシール	タッチスティック	
・頰杖	パナシールド	
リマインダーシール	ガムトレーニング	
・弄舌癖・舌突出癖	あげろーくん	
	あいうべ体操	
	・顎位のトレーニング	
	タッチスティック	
	パナシールド	

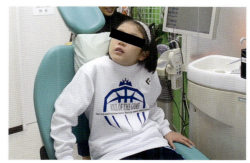

図❶ ユニットでの待ち時間。開口状態のまま

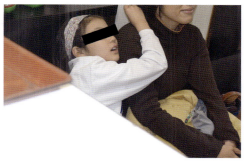

図❷ 待合室でも口唇閉鎖はみられない

を行います。その結果によって、バイオセラピーの指導について決めます。

たとえば開口癖があり、ずっと口が開いたままのようなら、ポカンXを試してもらったり、口輪筋が弱ければ、口輪筋を鍛えるリットレメーターでのトレーニングを指導します。口輪筋の力の測定はリットレメーターで行いますが、それをそのままトレーニング器具として使用することで、患者さんも保護者も直感的にわかりやすい、バイオセラピーの実践となります。

初診時は、患者さんも保護者も治療に取り組むモチベーションが最も高いため、バイオセラピーの指導や説明もたくさん詰め込むことになります。ただし、トレーニングは一度に多くはできませんので、初診時には生活指導の説明が第一となります。

食育と咀嚼の指導は、患者さん全員にくまなく行っています。対して、姿勢などの指導は、初診時の検査や、それ以降の来院時の状態などで問題を発見できた段階で指導します。しかし、姿勢や睡眠時の状態と歯列の関連性については、検査の結果とともに説明し、患者さんに自覚を促します。これは患者さん本人だけではなく、保護者や兄弟への気づきとしても有効です。

2. 患者さんをあらゆる視点から観察する

習癖指導やトレーニングは種類も確認する量も多いため、初診の段階ですべてを説明することはできません。また、生活指導も一度で解決できるものではありませんので、期間をおいて何度も行います。

悪習癖は、来院ごとに患者さんを観察することで発見できる場合が多いです。そこで大切なのは、床矯正治療での再診時のチェックでは、矯正装置と歯列の動きだけでなく、口唇や舌の動き、顔貌や全身状態にまで目を向けることです。とくに治療中だけではなく、ユニットでの待ち時間（図1）や、歩いてユニットに座るまでの間を観察することが有効です。

さらに、待合室にいるときの患者さんを気づかれずに"盗み見る"ことが有効です（図2）。患者さんは、ユニット上では悪習癖を隠しがちですが、待合室などでは素の状態に戻っているため、普段の癖がよく現れます。これは、スタッフ全員で意識して観察すると効果的です。

3. トレーニング継続の工夫

習癖を確認したら、来院するたびに指導を"繰り返し"行います。このとき、保護者にも改善状況を確認することが必要です。トレーニングは習慣の改善のように気づきを求めるものではなく、継続することに強い意思が必要になります。続けてもらうために、期限を決めてトレーニングをしてもらうと効率的です。床矯正治療を平行して行っている場合は、次回来院まで定期的に行うことを約束するのがよい目安となります。

・

その他、床矯正研究会では、ファンクショナルアプライアンスとして、咬合斜面板、オクルーザルテーブル、といった装置をよく用います。これは、顎位や咬合高径などを、咬合力や口腔周囲筋の力で変更、調整する装置で、通常は床装置による叢生の治療などが一通り終わった後に使用します。

パナシールドは少し使用法が異なります。基本的に反対咬合を対象に、舌位と過剰な唇・頬圧を排除することで顎位を改善する装置ですが、床装置を使用しないような低年齢児でも使用でき、拡大床装置やブラケット装置と併用も可能で、閉鎖型を使用している保定時にも使用可能なほど広範囲に使用できます。

最後に、パナスティックという装置は、棒状のプラスチックで上下の歯を梃子にして患者さん自身の指力と咬合力で1～2本程度の歯を動かすツールです。これは萌出したての歯が交叉してしまっているときにとくに有効です（詳細はQ59参照）。

このように、バイオセラピーは広い範囲に応用できます。バイオセラピーはいつ始めなければならないという制限が少なく、来院時に少しでも機会があれば行うというスタイルで進めていきます。

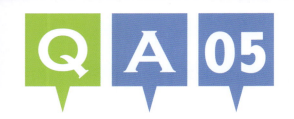

バイオセラピーは何歳からできるの？

　バイオセラピーは、指導とコミュニケーションが重要ですが、そもそも来院がなければ治療できません。第2乳臼歯の萌出する2歳中盤以降で乳歯列は完成し、それ以降の乳歯列の狭窄は、スペースがないという形で現れます（図1）。この時点で、保護者が叢生を主訴として来院することはあまり多くありません。仮に無空隙乳歯列の時点で来院された場合でも、年齢的にすぐにメカニカルな治療を開始できないことも多いです。また、少ないながらも空隙がある場合は、治療の必要性の判別が困難であることもしばしばあります。このようなときこそ、バイオセラピーのタイミングです。

1．最初期は食育から

　バイオセラピーは年齢制限がほとんどなく、歯列の発育を期待して、最初期には"食育"を中心とした説明や指導がよいでしょう。この食育としてのバイオセラピーは歯が生え始めたころから行うことも可能です（詳細はQ72参照）。狭窄、あるいは萎縮の可能性がある歯列において、まず食育を指導することで、食事の種類による咀嚼の構成の違いを理解してもらい、モチベーションが高い保護者は家庭内で食事の質をすぐに変えます。食育は家庭内で実施するため、患者さん本人の負担や、モチベーション、理解力の差に関係なく進められますが、劇的な改善をすぐには望めません。食育はあくまでもバイオセラピーの入口であり、そこから他の治療へ続けていくことが必要です。

　次に、器具などを用いたトレーニングとしてのバイオセラピーは、家庭内で患者さん自身が行う必要があるため、意味を理解したうえで、自分の意思で決定してもらう必要があります。この場合、保護者とともに指導・説明を行ったうえで、理解できる年齢として、早くとも5歳前後が目安となります。十分なコミュニケーションがとれているなら、3～4歳で開始できる場合もありますが、低年齢ではガムトレーニングなどの複雑なバイオセラピーは難しいです。

2．悪習癖の改善と反対咬合へのバイオセラピー

　また、無空隙歯列以外においても低年齢から早期にアプローチする必要があり、そのぶん効果を早く期待できるバイオセラピーがあります。具体的には、悪習癖の改善と、反対咬合へのバイオセラピーです。悪習癖で低年齢から大きく影響が出るものとして、吸指癖や咬爪癖があります（図2）。吸指癖や咬爪癖は低年齢児に多く見られ、成長とともに減少することも多いため、最初は負担の大きいバイオセラピーを選択しません。切歯の交換が進んだ後も改善がない場合、タングガードなどの装置を使用しますが、乳歯列においては、習癖の改善のみで開咬が改善することもあります（詳細はQ32参照）。吸指癖や咬爪癖の患者さんには"指人形"（図3）などを渡し、その改善を期待します。

　悪習癖の改善には、決定的な方法がありません。悪習癖は本人の意思に左右されることが多いため、単独の対策ではなく、複数の対処を来院ごとに確認し、1つずつ試していくことが必要です。

　前述のとおり、反対咬合の対処も低年齢時にアプローチすることで、大きな効果を期待できます。乳歯列から永久歯列までの歯の交換により、舌の習癖を含めた筋系による機能性の反対咬合から、歯の早期接触による歯性の反対咬合へ移行し、永久歯列への交換期から骨の発育が促される第二次性徴期にかけて骨格性反対咬合へと移行します。乳歯列期の反対咬合が自然治癒する可能性もありますが、6％ほどという報告[1]があります。そこで、当院では乳歯列期の反対咬合は患者さんの年齢的な協力度を考慮し、早ければ3歳ごろからパナシールドを使用します（図4）。

　以上のようにバイオセラピーは年齢による制限が少なく、床矯正治療を行いながら、ブラケット使用時や閉鎖型装置使用時などにおいても並行してできる治療

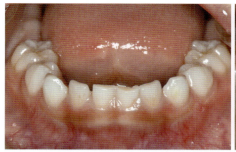 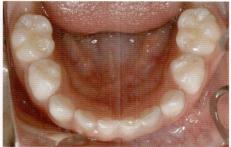

図❶ 無空隙の乳歯列。乳歯の叢生を認める

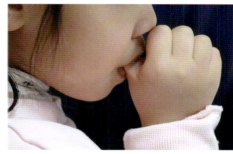 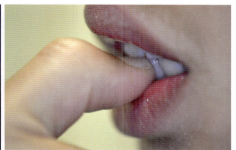

図❷ 左：吸指癖、右：咬爪癖

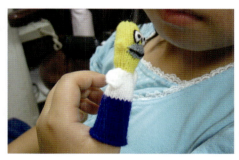

図❸ 吸指癖や咬爪癖のある患児には、"指人形"が効果的

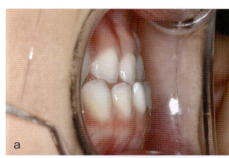 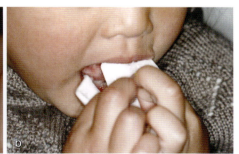

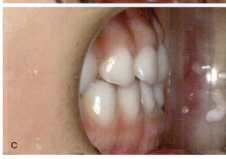

図❹ 初診時3歳7ヵ月、女児。a：前歯の反対咬合を認める。b：パナシールドの使用を指導。c：パナシールド使用5ヵ月後。反対咬合が改善している

です。さらに、矯正治療という枠組みだけではなく、口腔筋機能療法の一つとして、さまざまな年齢や症例で応用できる可能性も秘めています。

【参考文献】
1）永原邦茂，飯塚哲夫：乳歯反対咬合者の咬合推移－乳歯反対咬合の自然治癒を中心として－．愛院大歯誌，30：223-229，1992．

Q&A 06

バイオセラピーは小児以外にも有効？

　当院では、小児以外の一般の患者さんにもバイオセラピーを行います。とくに高齢者において、「うまく噛めない・飲み込めない」、「唾液が出にくい」、「義歯が安定しない」などの主訴の場合、適切な処置後にバイオセラピーを追加することがあります。

　口腔筋機能が低下している高齢者は、誤嚥性肺炎などのリスクが高まるといわれます。小児の口腔筋機能だけでなく、高齢者や障害者などにも積極的に取り入れることにより、機能の回復やキャッチアップなどを期待でき、生活の質の改善にも繋がると考えます。

　バイオセラピーの目的は機能の回復で、それには継続したトレーニングが必要です。患者さんが継続できるようにモチベーションを高めるのも医院の役割であり、また継続しやすいトレーニングの指導も欠かせません。当院で最もよく用いているバイオセラピーの1つに、あいうべ体操[1]があります（**図1**）。これは小児から高齢者まで、道具を使わずシンプルで取り入れやすく、口腔筋機能を幅広く訓練できる体操です。

　当院の患者さんで91歳の女性にあいうべ体操を30回していただき、その後1時間イスに座って安静時のサーモグラフィーで表面皮膚温度の経時的変化を確認しました（**図2**）。60分をピークに温度は上がり続け、70分で温度が下がりました。つまり、あいうべ体操による頭頸部の血流改善効果は長時間持続したのです。この患者さんは10～20年前よりあいうべ体操に類似した口腔筋機能の体操を継続して行っており、口腔内の状態は良好で、歯周病や義歯を用いるほどの欠損もありません。「健康は毎日の継続が命」をモットーに、ブラッシングや体操を続けています。

　このような「自分の健康は自分で守る」と考える患者さんのために、歯科医院が提案できることの一つに、バイオセラピーが挙げられると考えます。

【参考文献】
1) 今井一彰：免疫を高めて病気を治す口の体操あいうべ．マキノ出版，東京，2008．

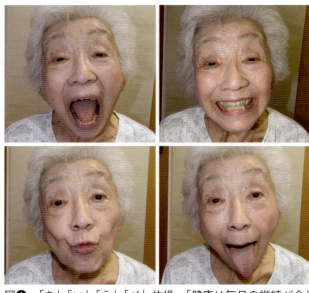

図❶　「あ」「い」「う」「べ」体操。「健康は毎日の継続が命」をモットーとする91歳の女性

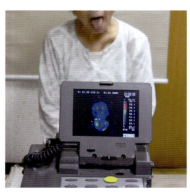

図❷a　サーモグラフィーで表面皮膚温度を測定

あいうべ体操開始前

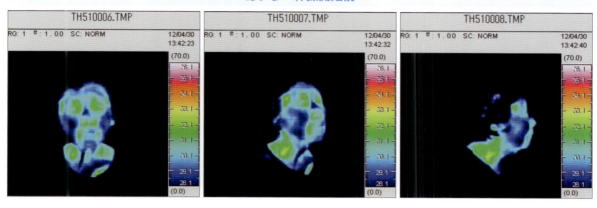

体操終了 10 分後

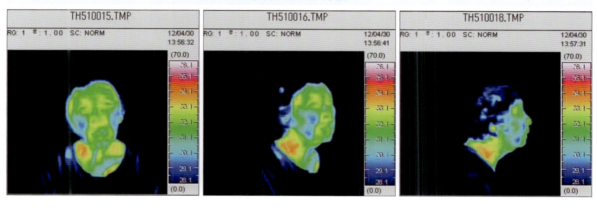

体操終了 30 分後

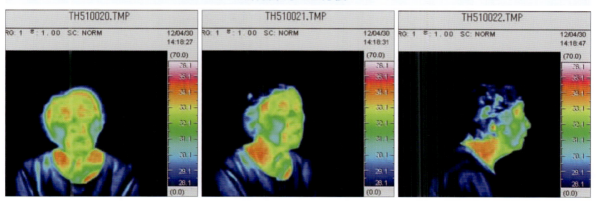

体操終了 60 分後

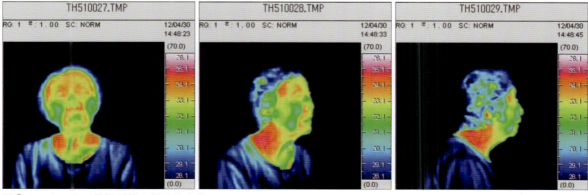

図❷b　あいうべ体操前後の経時的変化

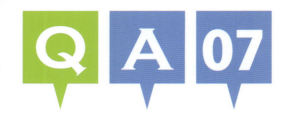

バイオセラピーは何歳まで可能なの？

　バイオセラピーは口腔機能の改善を目的とします。そのため、低下した機能や負の外力である態癖などの改善指導として、年齢に関係なく行うことができます。小児に限らず、これからの超高齢社会において、高齢者の機能低下を回復させるために、バイオセラピーは必要とされてくるでしょう。

　また、床装置でメカニカルに拡大治療するよりも、バイオロジカルに歯列を育成できるのならば、歯列や機能の安定としては効果的です。年齢と歯列の成長の変化に合わせて、バイオセラピーで咬合誘導ができるか、メカニカルな治療が必要かを判断していきます。早期にバイオセラピーで改善できる場合や、患者さんが軽度の叢生への治療を希望されない場合は、メカニカルな治療を行わないこともあります（図1〜5）。メカニカルな治療が始まっても行わないままでも、バイオセラピーは続けていきます。

　つまり、何歳までというよりも、症状と治療刺激に対する変化に応じて、バイオセラピーはさまざまな症例で応用できると考えます。

症例1
- 9歳5ヵ月、女児
- 主訴：上顎前歯の並び

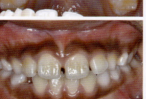
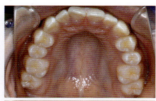
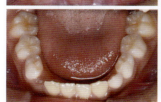
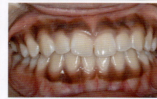
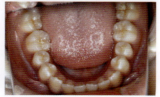

図❶　初診時9歳5ヵ月、女児。スペースは十分あるため、バイオセラピーを開始した

図❷　12歳10ヵ月。前歯に若干の叢生は認められるが、患者さんの希望でこのままバイオセラピーのみを行っていくことになった

症例2
- 3歳8ヵ月、女児
- 主訴：乳歯の叢生

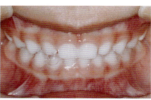
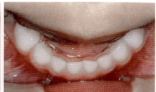

図❸　3歳8ヵ月、女児。バイオセラピーを開始した

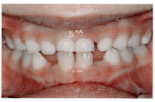
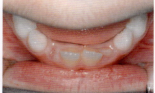

図❹　7歳2ヵ月。切歯交換開始

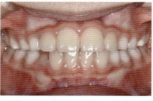
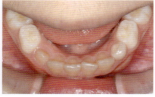

図❺　10歳4ヵ月。犬歯の萌出開始。バイオロジカルに経過観察中

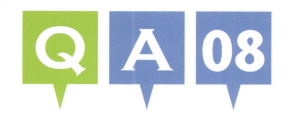

MFTとバイオセラピーの違いは？

　MFT（口腔筋機能療法）は、指しゃぶりなどによって二次的に生じた舌突出癖や口呼吸により弛緩した口唇を、舌や口唇の訓練によって調和のとれた状態に改善するものです。そして、咀嚼、嚥下、発音、安静時の舌位や口唇位、呼吸などの口腔機能の改善を目指し、舌や口腔顔面筋を訓練して筋肉を調和させるものとされています[1]。

　バイオセラピーも、基本的にはMFTと同じ目的と考えで行います。食事時の環境などの歯科的な観点からの食育や、姿勢の態癖などといった生活環境を含む口腔周囲筋以外への指導も行うこと、床装置を併用してメカニカルな療法と併用させることが多いため、総称して患者本来がもつべき機能を改善させることで、歯列を正しく並ばせる機能を改善させる目的で応用します（図1）。

　また、位置異常や咬合が不安定な歯列などに対して、咬断運動などのバイオセラピーを行い、機能によって咬合誘導が行われることを期待したり、実際に誘導が行われたりした場合を、「バイオロジカルに経過観察」、「バイオロジカルに整った」と表現することがあります（図2）。詳細は第5章を参照ください。

【参考文献】
1）山口秀晴，大野粛英：MFT入門——初歩から学ぶ口腔筋機能療法．わかば出版，東京，2007．

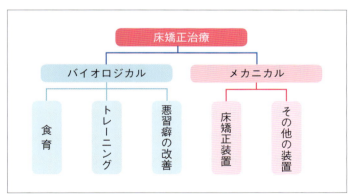

図❶　床矯正で対応するバイオロジカルな治療とメカニカルな治療。MFTはトレーニングとして、バイオセラピーと床矯正治療では考える（月刊鈴木設矢．デンタルダイヤモンド社，東京，2014より引用改変）

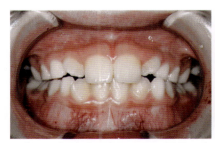

図❷a　初診時8歳9ヵ月、男児。主訴は前歯の叢生

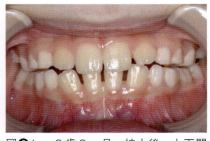

図❷b　9歳9ヵ月、拡大後。上下閉鎖型の保定装置装着

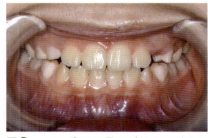

図❷c　11歳3ヵ月。バイオロジカルに歯列が整直した

バイオセラピーの利点・欠点は？

1．利点

1）対象年齢が広い

- 矯正治療以前、矯正治療未定、矯正治療不要の患者さんも対象
- 予防歯科あるいはカリエス、歯周病の患者さんも対象

　バイオセラピーには、メカニカルな矯正治療が必須ではありません。そのため、床矯正治療の開始に適した6〜7歳以前の患者さんや、矯正治療の開始を迷っている患者さんなどに、咀嚼法や食事指導を中心とした食育のバイオセラピーなどを開始できます。

　歯列不正を予防するために、離乳食のころから主に食育をはじめとするバイオセラピーを指導することも可能です（詳細はQ72参照）。

　また、カリエスや歯周疾患の患者さんを対象に、口呼吸によるプラークの増加（図1）を説明し、悪習癖を改善するトレーニングを行うこともあります。

- 親子で同時にできるものが多く、モチベーションの獲得に有利

　低年齢児を対象としたトレーニングなどの場合は、患者さん本人だけではなく、保護者にも同時に説明すると、モチベーション獲得に有利です。加えてあいうべ体操や食育など、器具を用いないバイオセラピーでは、保護者にも一緒に行ってもらうと、患者さんのモチベーションが上がりやすくなります（図2）。

- 年齢制限がほとんどない。トレーニングは高齢者でも可能

　患者さんや保護者は、治療の開始可能年齢などを気にせず来院します。そのとき、床装置やブラケットを用いた治療では対応しきれない患者さんへのアプローチのツールとして、バイオセラピーが重要となります。乳歯列の叢生などを認めても、床装置を使用できない低年齢の患者さんには、食育からスタートし、バイオロジカルな歯列の拡大を期待しつつ、経過観察と指導を行います。また、パナシールドは、メカニカルな矯正を始めるには年齢が早い4、5歳ごろの反対咬合の患者さんにも使用できます（図3、4）。

2）術者の制限が少ない

- バイオセラピーの指導は歯科医師である必要はない

　バイオセラピーは、メインとなる行為は説明と指導、確認です。リットレメーターやオクルーザーなどの計測を伴う場合、歯科衛生士でも可能です。データの確認、説明は歯科医師が行う必要がありますが、トレーニング、たとえばチューブトレーニングや食育などの指導は歯科衛生士でもできますし、あいうべ体操の説明などは歯科助手でも可能です。

3）低コストですむ

- 使用するツールがあまりなく、あっても安価か、準備が不要である
- 患者さんの経済的負担も少ない

　バイオセラピーに用いるツールは、全般的に安価なものばかりで、ツールを必要としないものもあります。そのため、指導料などを加えても、患者さんの経済的負担にならない程度で提供できます。また、それらの多くは調整を必要としません。調整が必要なものは、パナシールドの一部やタングガード、咬合斜面板装置などです。

4）時間的な制約が少ない

- 他の診療の合間に行え、必要に応じて延期できる

　バイオセラピーは時間的な制約が少ないため、メカニカルな治療と平行しながら行えます。メカニカルな治療では、来院ごとに調整や印象などで診療時間を費やしますが、確認して終了の回も多くあります。そのようなとき、必要なバイオセラピーを順番に行っていきます。また、診療時間が足りなくなり、予定していたバイオセラピーの指導を次回に延期しても問題が少ないのもメリットです。

- チェアータイムが比較的短時間

　バイオセラピーのほとんどはシンプルであり、チェ

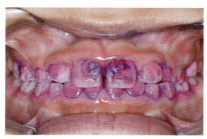

図❶ プラークコントロール不良はブラッシング、食習慣だけではなく、口呼吸も大きな原因と考えられる

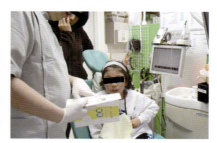

図❷ 親子一緒にバイオセラピーを指導する

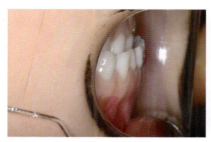

図❸ 4歳4ヵ月。反対咬合

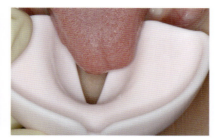

図❹ パナシールド使用

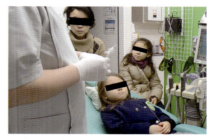

図❺ 姉妹で一緒に受診

アータイムが比較的短く済ませられる場合が多いです。一般的には5分、長くても15分を目安に指導します。

5）複数人同時に行える
● 兄弟、親子に同時に説明、実施できる

患者さんは他の兄弟と一緒に来院することも多くあります。兄弟は強弱の差こそあれ、同様に開口などの悪習癖があることも多くあります。ですから、患者さんの妹や弟にも同席してもらい（図5）、まとめてバイオセラピーを説明、指導します。すると、兄姉は説明や指導により集中し、弟妹は兄姉の真似を楽しむようにバイオセラピーに興味をもってくれます。

6）疼痛がない

床矯正治療を目的に初診で来院した患者さんがよく口にするのが、「痛くなく治療してほしい」です。一般的な矯正治療でメカニカルに歯を移動させる際、多少の痛みを伴う場合もありますが、バイオセラピーでは痛みなく治療を進められます。

2．欠点

1）結果が一様ではない

バイオセラピーは結果が一様ではなく、改善状況もまちまちになりがちです。そこで、床矯正治療と平行して行うか、バイオセラピーによる改善次第でメカニカルな矯正治療を行うと説明して進めていきます。

2）生活習慣に大きく影響を受ける

バイオセラピーは生活習慣に大きく影響を受けており、とくに食育に関することは改善が難しい家庭もあります。バイオセラピーは理想の状態を目指して説明、指導しますが、それだけにこだわらず、患者さんにできることを探して、現状よりも改善することを目標とするのも大切です。

3）モチベーションに大きく影響を受ける
● 小学生までは保護者のモチベーションに大きく影響を受ける
● 思春期以降は本人のモチベーション次第

バイオセラピーは患者さん自身がやってくれなければ絶対に結果は出ません。よって、患者さんのモチベーションを継続的に保つことが大切です。

4）十分な説明が必要

バイオセラピーは説明こそがメインで、効率性を求めて必要な説明を省くと、十分な効果を期待できません。

5）収益が少ない

バイオセラピー単体では、医院の収益はさほど望めません。しかし、これによって治療に受け身だった患者さんが積極的に参加するようになり、矯正やカリエスなどの治療がスムーズに進むこともあります。

●

このように、バイオセラピーは他の治療とは大きく異なる側面があります。しかし、バイオセラピーは床装置などと併用することで、欠点よりも利点が勝ることが多いと考えます。

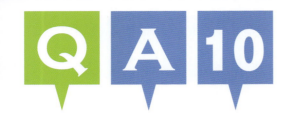

バイオセラピーではどのようなことを問診すればよい？

　鈴木歯科医院で矯正治療の初診時に使用している問診票と、そのなかでバイオセラピーに関する項目を**図1**に示します。これらの項目には、直接歯列に影響するもの、筋肉や舌により間接的に歯列に影響するもの、骨格や成長に影響するものがあります。

1．直接歯列に影響するもの（★）

　おもに、習癖など、歯列にダイレクトに力がかかるものです。具体的には、指しゃぶり（**図2、3**）、口呼吸や開口癖、舌突出癖（**図4**）、頬杖、腕枕、うつ伏せ寝などです。これらは患者さん自身も気づきやすく、主訴として来院される方もいます。とくに指しゃぶりはわかりやすい項目です。

　問診票は初診時、口腔内を検査（歯列の歪みなど）する前に、患者さん側に記載してもらいますが、その内容はあくまで参考として確認します。問診では、問診票に加えて口腔内の診査を確認してから、再度考え

図❶　左：矯正治療希望患者の初診時の問診に用いている、右：バイオセラピーに関係する問診項目

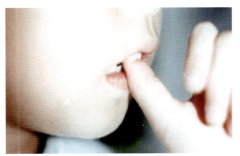
図❷ 指しゃぶり

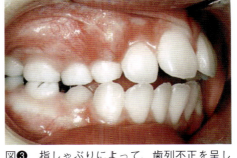
図❸ 指しゃぶりによって、歯列不正を呈している

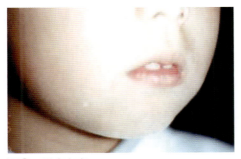
図❹ 舌突出癖

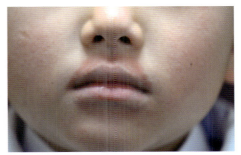
図❺ 特徴的な口腔周囲の状態から原因を推測し、問診で確認する

られる問診項目について質問することが重要です。

他にも、特徴的な口腔周囲の状態から原因を推測し、問診で確認するというプロセスも大切です（図5）。図5の患者さんは上唇周囲の発赤から、上唇を舐める癖を疑い、問診で確認、咬唇癖を発見できました。

2．筋肉や舌により間接的に歯列に影響するもの（▲）

問診として確認するよりも、顔貌や全身状態として把握することのほうが多い項目です。しかし、問診項目に入れる意味があります。それは、患者さん本人、および保護者が自覚しているかどうかを確認するためです。他の項目も、同様の理由で現症や習癖を探索するだけでなく、問いかけることで、自覚の有無も記録することが必要になります。

3．骨格や成長に影響するもの（●）

患者さんが歯並びと関係ないと思いがちな項目です。記入式の問診票でこの項目に記入があった場合、食育や姿勢について多少興味があると考え、続けて説明しても納得してもらいやすいです。

一方、問診票に、患者さんや保護者が何も書かないことが多くあります。このような場合は要注意です。問診項目で未記載のとき、項目の意味がわからずに記入していないのか、項目が多くて面倒なので記載していないのかのどちらかです。後者の場合は、まずバイオセラピーに興味をもってもらうために、問診票で確認するだけでなく、口頭で歯列や口腔の成長とのかかわりを説明します。そして、再度問診票の内容を確認してもらった後、術者による問診を行う必要があります。

●

バイオセラピーにおける問診の特徴は、問診対象が患者本人ではなく、保護者になる場合が多いことです。これは、患者さん本人が気づかない習癖などを確認するのにおおいに役立ちますが、バイオセラピーを行ううえでは、本人に自覚を促すことが重要です。

また、バイオセラピーの治療対象は、習癖や生活習慣などの痛みや不快症状がないため、問診を行っても確認できないことが多々あります。そこでバイオセラピーの問診は一度で終了するのではなく、次回来院時まで患者さん本人や保護者に確認をしてもらい、何度もチェックすることが必要です。

Q&A 11 バイオセラピーには、どんな検査が必要なの？

基本的には、初診時に必要な検査をすべて行います。そのうえで、必要に応じて再度検査をします（初診時の検査項目の詳細は参考文献[1]参照）。

ここでは、初診時に行う検査のなかで、バイオセラピーに関係するものを順番に説明します。一見すると、口腔に関係ないと思われる項目でも、すべてバイオセラピー、ひいては歯列の形成に影響しています。

1．測定器具を用いる検査
1）足圧測定：フットグラフP1000（プニューマ：図1）
2）鼻腔通気測定：スタンダードライノグラフ（チェスト：図2）
3）口唇閉鎖力の測定：LIP DE CUM（コスモ計器、図3）
4）口輪筋の測定：リットレメーター（オーラルアカデミー：図4）
5）舌圧測定：JMS舌圧測定器（ジーシー、図5）
6）オクルーザー測定：デンタルプレスケールオクルーザー（ジーシー［販売中止］：図6）

2．全身写真撮影
1）姿勢（立位4面）
　立位の姿勢を4方向から撮影します。鈴木歯科医院では、後方に方眼模様のスクリーンを置き、天井から紐と重しによる垂線を同時に撮影します。また、姿勢の傾きをよりわかりやすくするために耳珠、両肩、膝側面にマーキングシールを貼って撮影します（図7）。

2）顔貌（5面）
　正面、左右側貌、左右斜めの5面を撮影します。このとき、顎位を確認するために下顎角後縁が見えるように、長髪のときは髪をまとめて撮影します（図8）。

3）顔貌のズレ
　マーキングシールを眉間、オトガイ中央、鎖骨上窩に貼り、正面より撮影します（図9）。シールの並びから、頭蓋、下顎骨、上体の側方ズレを確認しやすくなります。

3．X線検査
・正面セファロ・側方セファロ撮影
・パノラマX線写真撮影

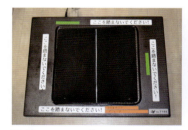
図❶　フットグラフP1000（プニューマ）

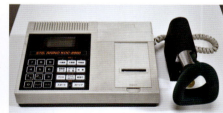
図❷　スタンダードライノグラフ（チェスト）で、鼻腔通気度を測定

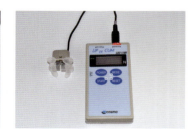
図❸　LIP DE CUM（コスモ計器）で口唇閉鎖力を測定

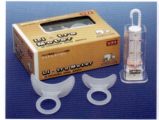 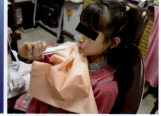
図❹　リットレメーター（オーラルアカデミー）で口輪筋を測定

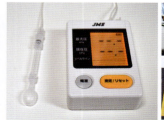 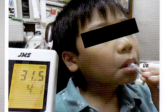
図❺　JMS舌圧測定器（ジーシー）で最大舌圧を測定

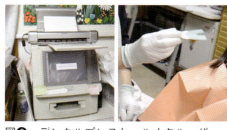

図❻ デンタルプレスケールオクルーザー（ジーシー）で、口腔内の接触点ごとの咬合圧を測定し、歯列の左右・前後の分布をみる

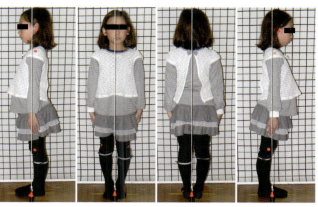

図❼ 姿勢の撮影（立位4面）

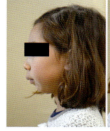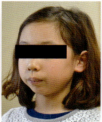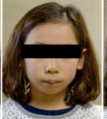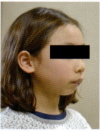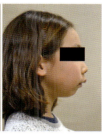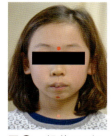

図❽ 顔貌の撮影（5面）　　　　　　　　　　　　　　　　　　　　図❾ 顔貌のズレを撮影

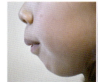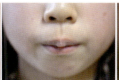

図❿ 口腔周囲の撮影

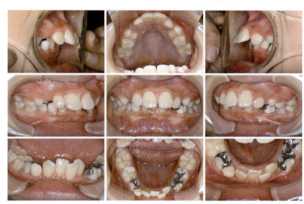

図⓫ 口腔内規格写真

4．スタディモデル

歯列を三次元的に確認できます。とくに上下の咬合関係について、口腔内写真と実際とを交互に比較して確認、記録することが必要です。

5．口腔写真撮影

●口腔周囲写真

口腔周囲をピックアップして撮影します。顔貌写真で代用もできますが、図10のような口腔周囲の筋の緊張が特徴的なときは別途撮影することで確認しやすくなります。また、悪習癖やトレーニングを指導している様子なども、必ず撮影して記録します。

●口腔内規格写真（9面）

正面・左右頬側面・左右前歯側面・下顎前歯正面・上顎咬合面・下顎咬合面・下顎前歯咬合面・必要に応じて嚥下時の正面写真など

上記部位の口腔内規格写真を必ず撮影します（図11）。その他にも、側面や舌側、最後臼歯部なども必要に応じて撮影します。

床矯正治療では、床装置の変更や拡大処置の終了時など、治療の節目に必ず写真撮影を行います。それと同じタイミングで、習癖や顔貌などのバイオセラピーに関係する部位を継続的に撮影していくことにより、長期的な変化を捉えることができます。

また、積極的なバイオセラピーのトレーニングを開始したときには、術前にオクルーザーやリットレメーターなどのデータを測定し、後日再度測定を行います。このとき、1～3ヵ月程度では変化はほとんど見られませんので、短くても季節ごとや半年以上期間を空けて測定します。

【参考文献】
1) 鈴木設矢（編著）：GPのための床矯正・矯正のすすめ 活用編．デンタルダイヤモンド社，東京，2012：157-167．
2) 石川達也：21世紀の咬合未来を開く咬合関連症候群への対応．日本歯科評論，687：101-112，2000．
3) 林 義典，松本敏彦，石上惠一，平井敏博：咬合と全身機能との関係．補綴誌，40：1-23，1996．
4) 石川達也：歯の喪失の予防―咬合の保全・確保―不定愁訴・身体機能と咬合能力―．日歯医学会誌，19：20-24，2000．

Q&A 12

バイオセラピーだけなら、X線写真の撮影は必要ない？

わずかな前歯の叢生をバイオセラピーの指導のみで経過観察することは、臨床ではよくあります。また、患者さんが希望しなければ、床装置を使った治療は行えません。「装置を使用する矯正治療は希望しない」として、定期健診のみで来院する患者さんも多くいます。

ただ、初診時に問題ないと判断されたケースでも、成長とともに予測もつかない問題が起こることもあります。鈴木歯科医院の患者さんでも、急速に変化する混合歯列期では、口腔内と顎顔面の変化を常に慎重に観察しています。

とくに、口腔内の観察だけでは、先天性欠如や位置異常を早期に把握することはできません。一見、何も問題がなさそうな患者さんでも、X線写真を確認することで、それらを発見できる場合があります。それらを認めたら、その事実をすぐに保護者に伝えることで、将来の治療に関して余裕をもって対処できます。鈴木歯科医院の患者さんでも、X線写真を撮らなかったため、治療の開始時期が遅れてしまったという例もあります（図1、2）。このような発見の遅れを防ぐために、現在当院では初診の患者さんには必ずパノラマX線写真を撮影しています。

また、歯牙は顎骨内で思わぬ動きをする場合があります。ですから、たとえばバイオセラピーのみで定期的に通院中の患者さんでも、混合歯列期には1～2年ごとにパノラマX線写真を撮影し、歯牙の萌出程度を確認しています（図3～6）。位置異常や萌出障害を認めた場合は、その症例に合わせてX線撮影で歯の動きを確認し、適切な治療開始時期を逸しないようにすべきだと考えます。

症例1

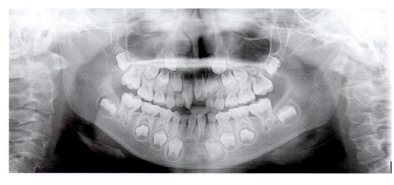

図❶　初診時7歳5ヵ月、女児。パノラマX線写真上では萌出に問題はなかった

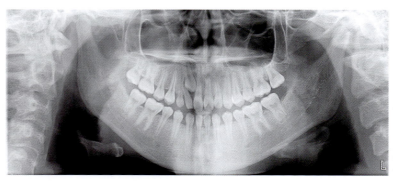

図❷　14歳6ヵ月。3｜の萌出が認められないため、パノラマX線写真を撮影してみると、位置異常を認めた

症例2

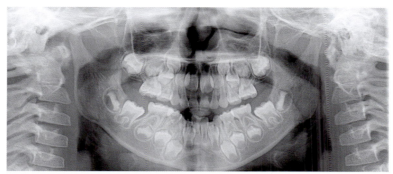

図❸　初診時5歳8ヵ月、女児。7|7の歯胚が認められなかった

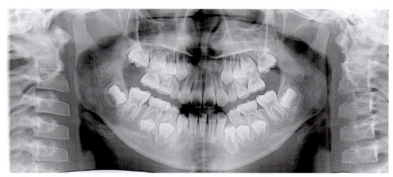

図❹　9歳5ヵ月。やはり7|7の歯胚は形成されず、先天性欠如と診断した。6番の萌出も遅い

症例3

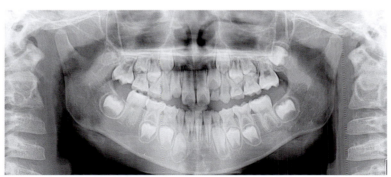

図❺　7歳11ヵ月、男児。初診時。|2の先天性欠如と7|の歯胚が不明瞭である

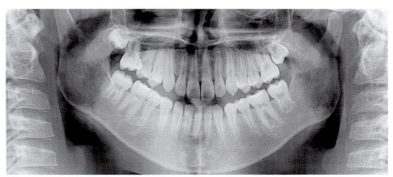

図❻　11歳6ヵ月。7|の歯胚が遅まきながら確認され、徐々に萌出してきている。そのため、バイオロジカルに経過を観察中

Q&A 13 顔貌や姿勢から、どのようなことがわかる？

　患者さんも保護者も、最も関心があるのは顔貌です。ただ、患者さんが顔貌を主訴に歯科を受診することは、それほど多くありません。しかし、バイオセラピーでは、"顔貌はすべてを物語っている"といっても過言ではありません。顔貌は骨格と歯列、筋肉から成り立っています。バイオセラピーが必要な習癖のある患者さんは、その証拠が必ず顔貌に現れます。

1．正面観
1）顔貌の偏位
　顔貌の正中は、正面観により左右瞳孔の中心と眉間、人中、オトガイの先端を結んだ線です。そして、その正中を基準として偏位を観察します。正中の偏位がある場合（図1）、歯列も上下顎でズレている可能性があり、とくに臼歯部の交叉咬合が起こっているかどうかを確認することが大切です（図2）。正中の偏位がなく、歯列のみの偏位であれば歯性の問題だと考えられます。

　下顎の偏位の原因は、歯列の交叉や早期接触、姿勢、骨格や顎関節の打撲骨折などの器質的なもの、頰杖や睡眠時姿勢などの習癖によるものなど多岐にわたるため、単純に原因を特定することは困難です。しかし、顔貌の偏位を見つけたときは、歯列の確認はもちろん、同時に"姿勢"の確認と写真撮影、"習癖"の問診を行います（図3）。

2）開口、口腔周囲筋の緊張、弛緩
　開口と口呼吸は歯列に大きく影響する悪習癖です。これらは常に同時に発現するわけではありません。「常時口呼吸・口唇閉鎖していない」「ときどき口呼吸・口唇閉鎖していない」「鼻呼吸・口唇閉鎖している」の3パターンあります。

　顔貌の観察からは、口唇閉鎖の有無（図4）だけではなく、閉口時（図5）でも、口腔周囲の筋肉の緊張を観察できます。下唇を挙上する口輪筋の筋力不足と、閉口時にオトガイ部に認められる、いわゆる"梅干し"状の緊張による"への字口"（図6、7）があることで、普段口唇閉鎖の習慣がないことがわかります。また、上下口唇の厚みの差にも注意が必要です。口唇閉鎖をしていない患者さんは、下唇が厚くなります。他には、口唇の乾燥が強い場合、常時口呼吸をしている可能性が高まります。そのような患者さんは、開口の注意を受けても口唇閉鎖が長続きせず、すぐ開いてきてしまいます。

2．側面観
　顔を側方から見ると、下顎位によって大きく異なります。つまり、下顎位は直接顔貌の外観に影響します。

1）Angle Ⅱ級
　下顎が後方位にあっても、患者さんは顔貌（図8、9）については「出っ歯」と認識して来院します。

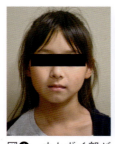
図❶　オトガイ部が右側に偏位

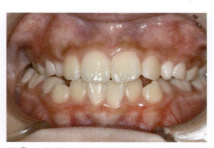
図❷　右側に交叉咬合を認める

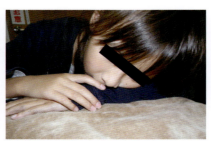
図❸　問診により頬杖を確認

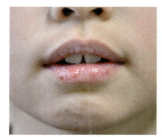
図❹　平常時の開口

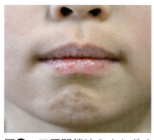
図❺　口唇閉鎖時のオトガイ部の強い緊張

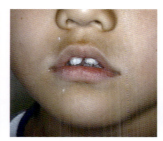
図❻　平常時の開口

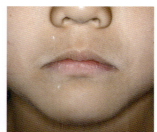
図❼　"への字口"＝オトガイ筋による口唇の閉鎖

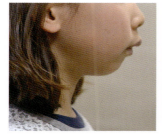
図❽　下顎後退の側貌

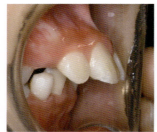
図❾　前歯フレアと下顎後退

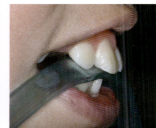
図❿　下顎前方位

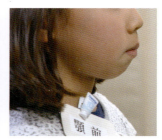
図⓫　下顎前方側貌

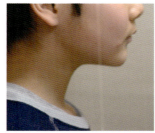
図⓬　AngleⅡ級2類顔貌

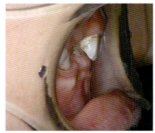
図⓭　前歯は前傾しない

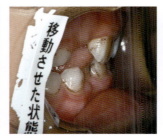
図⓮　下顎前方位

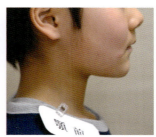
図⓯　下顎前方側貌

　このように、患者さんは上顎前歯を主訴に来院することが多いのですが、上顎だけではなく、下顎の位置が後退していることを自覚してもらうために、チューブを使って前方位の咬合（図10）をしてもらいます。さらに、その下顎位で口を閉じたところを撮影し（図11）、患者さんと保護者に説明して理解してもらい、記録にも残します。

　また、AngleⅡ級1類はほとんどの場合、口呼吸を伴うため、前述の口腔周囲筋の緊張を同時に説明します。

　Ⅱ級2類の患者さんも同様に、下顎位の変化を説明します（図12～15）。過蓋咬合（図16、17）を伴うことも多いのですが、床矯正治療の歯列の拡大（図18）によって、咬合高径は改善されることがあります（図19）。さらに、閉鎖型の床装置（図20）で保定を行いながら、"食育"や"チューブトレ

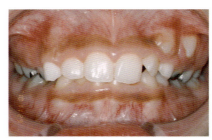
図⓰　AngleⅡ級過蓋咬合

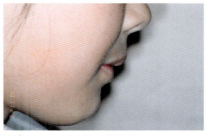
図⓱　AngleⅡ級2類顔貌

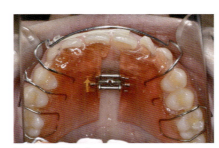
図⓲　平行拡大

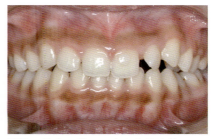
図⓳　拡大に伴い、咬合高径改善

ーニング"により、歯列の垂直的な咬合高径の改善を図ります（図21）。

2）AngleⅢ級

　いわゆる反対咬合では、骨格性、咬合性、機能性と分類されます。

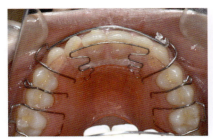
図⑳　閉鎖型の床装置

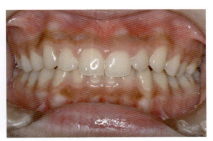
図㉑　咬合高径改善

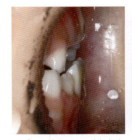
図㉒　機能性反対咬合

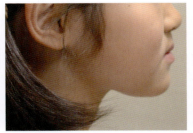
図㉓　反対咬合側貌

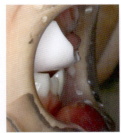
図㉔　チェック用パナシールド使用時

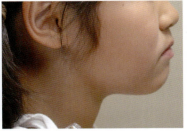
図㉕　チェック用パナシールド使用側貌

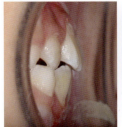
図㉖　反対咬合の改善

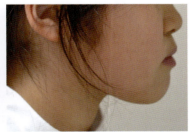
図㉗　側貌の改善。口腔周囲筋の緊張も見られない

　乳歯列期では、下顎の位置は固定的ではなく、前後左右に可変であるため、成長に従って変化していきます。小児期の段階では、筋のバランスのズレによって起こる機能性の反対咬合や、乳歯の交換や早期脱落などにより引き起こされる早期接触などによる咬合性の反対咬合がほとんどです。機能性の反対咬合は、舌の筋のバランスや上唇の過剰な筋の圧力によって引き起こされます（図㉒）。顔貌からは、上下の顎位による側貌の変化として、反対咬合を確認できます（図㉓）。側貌から、下顔面が平坦化し、オトガイの位置が前方位であり、下唇が上唇より前方に出ていることを確認できます。

　機能性反対咬合は、パナシールドで下顎の本来の位置を想定します。具体的には、パナシールドの前方をカットしたものを口腔内で使用し、下顎位が舌や上唇による筋圧で偏位している状態から開放され、過剰な筋圧のかかっていない位置に移動することを確認します（図㉔）。口腔内にパナシールドを入れて口唇を閉鎖すると、口腔周囲の筋肉は緊張気味になりますが、上唇が下唇よりも突出した形を観察できます（図㉕）。

　パナシールドを反対咬合が改善されるまで使用すると、側貌も改善され、チェック用のパナシールド使用時に近い側貌になったのがわかります（図㉖、27）。

　このように、顔貌からさまざまなことがわかります。しかし、どれほど変化があっても、以前の記録がなければ比較できずに見逃してしまいます。

　歯列に対して顔貌の変化、とくにバイオセラピーによる変化は微々たるものですが、写真で比較することにより、少しずつでも確認できます。来院するたびに、口腔だけではなく顔貌もよく観察して節目ごとに写真を撮影し、比較しながらバイオセラピーを進めていきましょう。

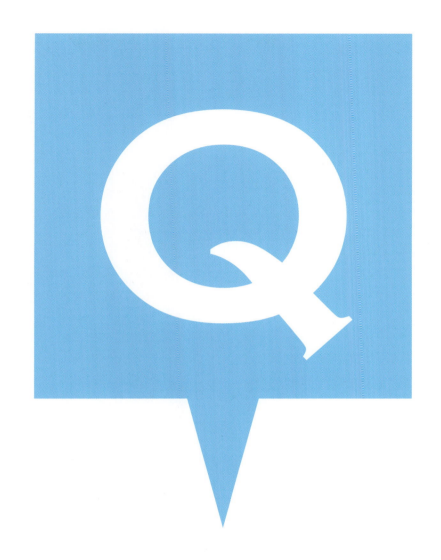

第3章
バイオセラピー
と
悪習癖の除去

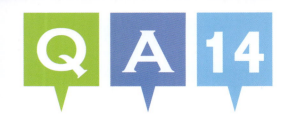

悪習癖にはどのようなものがあるの？

悪習癖は歯列不正を引き起こす原因の1つとされ、舌癖や口腔周囲筋の癖、態癖などが挙げられます。口腔周囲の悪習癖だけでなく、生活習慣としての悪習癖も歯列に影響を及ぼすといわれています。本項では、代表的な悪習癖を列挙しています。

1．口がいつも開いている（図1）

最も多い悪習癖ではないでしょうか。表情筋が緩み、低位舌になります。口腔内のバランスが崩れるので口腔内は狭く、歯列も叢生や開咬、下顎後退を引き起こす要因となります。

2．唇・爪・タオルを噛む、唇を舐める（図2、3）

一見歯並びに関係ないように思えますが、口腔周囲筋のバランスの崩れは歯並びに大きく影響します。唇・爪・タオルなどを噛む癖は前歯が突出し、下顎が下がります。逆に、前歯の空隙によって癖が出やすくなることもあります。学童期に入ると、このような癖が出やすいようです。気を抜いたときに、ふとこのような癖が出る子どもが多いので、よく観察しましょう。

3．指しゃぶり（図4）

歯並びが悪くなる要因として頻繁に見られます。指

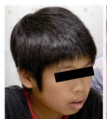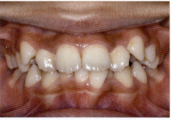 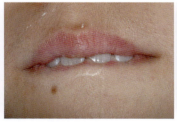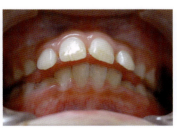

図❶　口がいつも開いている子どもとその口腔内　　図❷　下唇を噛む

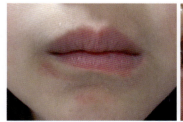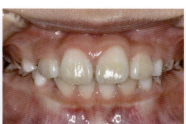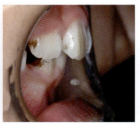

図❸　下唇を舐める

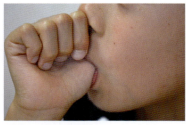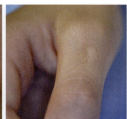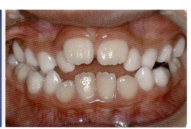

図❹　指しゃぶり

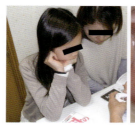
図❺ 頬杖をつく

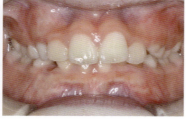
図❻ うつぶせ寝

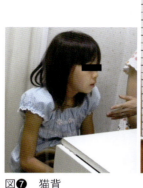
図❼ 猫背

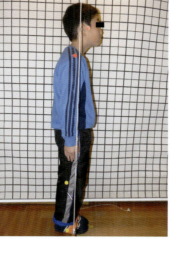
図❽ ぶくぶくうがいで、悪習癖を観察できる

しゃぶりといっても吸い方や吸う部位などさまざまです。強い吸引力は歯列の開咬や下顎後退を併発します。

4．食事のときに口が開く

くちゃくちゃ音を立てて食べる子は口が開いており、口を閉鎖する筋力の不足が疑われます。食べるために必要な器官は頬、唇、舌の筋肉です。筋肉をよく動かし、唾液を出して混ぜて食べ物を食べます。口が開くと、どうなるのでしょうか。舌を動かす食べ方のバランスが崩れます。よく噛めない、混ぜられない、うまく飲み込めない。きちんとした食べ方は躾にも繋がります。

5．頬杖をつく（図5）

頬杖をつく習慣があると、不正な外力が歯列に加わります。

6．うつぶせ寝（図6）

睡眠時の態癖も、歯列に負の外力として影響を及ぼす要因となります。

7．猫背（図7）

人体には約200の関節があり、関節を使って身体を動かしてバランスを保っています。生体で最も上位にある関節が顎関節で、頭位が前頭位になると運動連鎖によって下顎が下方に牽引され、下顎後退の要因となります。

8．ぶくぶくうがい（図8）

下顎を前方に出す癖のある子どもは、ぶくぶくうがいなどでもその悪習癖を観察できます。

　　　　　　　　　●

初診時に患者情報をすべて得ることはできません。また、悪習癖は1つとは限らず、いくつも併発している場合があります。さらに、家庭でしか発見できない悪習癖もあります。私たちはそれらの情報を問診で得るのはもちろんのこと、家族に協力して観察してもらったり、診療中にちょっと気を抜いた瞬間をキャッチして、時間をかけて悪習癖を調べることが必要です。

【参考文献】
1) 鈴木設矢：GPのための床矯正・矯正のすすめ 活用編. デンタルダイヤモンド社，東京，2012.
2) 筒井照子，西林 滋，小川晴也：態癖—力のコントロール. クインテッセンス出版. 東京，2010.

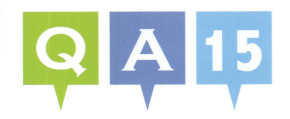

口ぽかんには、どんなトレーニングをしたらよい？

　口呼吸でも鼻呼吸でも、「この子、いつも口が開いているんです」と悩むお母さんは多いです。その原因は鼻の疾患などによる鼻閉、口唇閉鎖力の低下、低位舌、歯列不正などが関連しているといわれています。原因は一つだけではなく、これらを併発していることもあります。鼻閉などは耳鼻科を受診してもらいます。また、市販の口呼吸解消、鼻呼吸改善グッズもいろいろと販売されています。そういったものを試してみるのもよいかもしれません。本項では、鈴木歯科医院で行っている口唇閉鎖の指導を紹介します。

1．口が開いていることが「なぜ」だめか、本人に理解してもらう

　最初にすべきことは、口が開いている原因と、それがなぜいけないのかをきちんと説明することです。言葉よりも症例などを見せて、視覚的に訴えることで患者さんの自覚を促します（**図1、2**）。歯並びがよくなることはもちろんのこと、口がしっかり閉じられると顔がよい方向に成長します。口を閉じると、顔まで変えられるという意識を患者さんにもってもらえると、治療のモチベーションも上がります。

2．口ぽかんを意識する

　リマインドとは、意識する、思い出させるという言葉です。具現化することで、日常の意識が高まります。たとえば、試験の合格目標、買い物リストを目立つところに貼り付けるのは、リマインドの行動です。
　口ぽかんにこれを利用しているのが、リマインダー

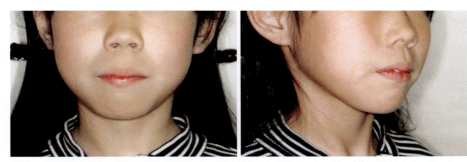

図❶　治療前の顔。鼻下が長く平坦で、唇や顎に力が入っている。唇は閉じきれていないので歯が見えている

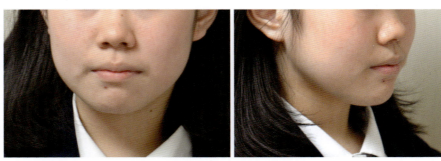

図❷　歯並びと一緒に口ぽかんが改善した顔。鼻下（人中）がはっきりして、唇の形はよく、鼻の下の間延びした感じが改善されて顔全体が筋肉でひきしまっている。実際の指導としては、口唇閉鎖を意識することと、口唇閉鎖力を強化するトレーニングがある

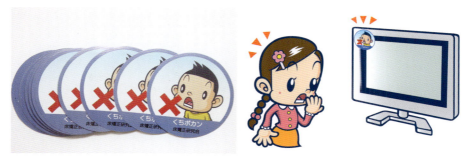

図❸　リマインダーシール（オーラルアカデミー）とその活用例

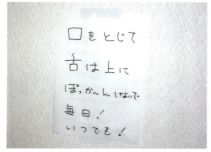

図❹　患者さん自身が作成したリマインダー

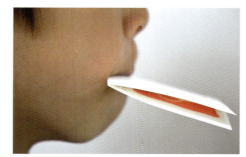

図❺　ハガキを口に咥える

シールです（オーラルアカデミー：図3）。指導のポイントは、患者さん本人の目につきやすいところに貼るように伝えて渡すことです。保護者に指導するのではなく、患者本人が自分で自分の口が開いていそうな環境に使うことで、本人の自覚を促せます。テレビに貼る、勉強机に貼る、読書の本のしおりにするなど、このシールを目立つところに配します。シールなどではなく、自分でリマインダーを作成することも、モチベーションを上げる取り組みの一つです（図4）。

3．トレーニンググッズを使う

口を閉じるグッズとして、ポカンX（オーラルアカデミー）は口を閉じる習慣づけによいでしょう（Q22参照）。口の周りのトレーニングはリットレメーター、とじろーくん（いずれもオーラルアカデミー）がお勧めです（Q23、Q24参照）。

4．身近なものを咥える

グッズを買ってまでトレーニングをする気はないという場合は、家にある物を咥えてもよいです。たとえば、ハガキやクリップなどは咥えるものとして便利です（図5）。ただ、不潔にしないことと、誤嚥にだけはくれぐれも注意してもらいましょう。

身近なグッズを使うのは患者さんにとって安価でよいと思いますが、期待した効果がなかなか得られにくい例も多々経験しています。鈴木歯科医院では、当初はこのような身近なグッズを紹介していましたが、逆に患者さんのモチベーションが下がる傾向がみられました。そのため、現在ではあまり紹介しなくなりました。トレーニング専用の器具を使ったほうが、患者さんのモチベーションを高く保てる場合もあるようです。

口ぽかんの改善は、保護者の日ごろからの協力が最も効果的です。「先生にお任せします」、「もっと厳しく指導してください」と保護者に言われても、床矯正治療全般、とくにバイオセラピーは患者さん本人と家族によって得られる結果が大きく左右されます。医院でできるのは、毎回意識させることと、続けて支援することであると、患者さんと保護者にしっかりと説明しましょう。

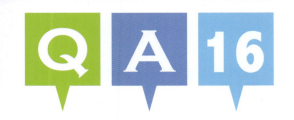

保護者が口呼吸に無関心な場合、どのように説明すればよい？

　口呼吸に関心をもってもらうためには、わかりやすく身近なアプローチをしましょう。保護者への切り口としては、言葉よりも写真を用いて、視覚的にアピールしましょう。

1．将来の顔つきに影響する

　患者さんには、小学校以前の写真を持参してもらいます。小さいころと現在を比べて、よい成長をしているでしょうか？　乳歯列期のときの顔と比べてみましょう。口呼吸をしている子どもたちの小児期の顔を比べると、口元を中心に悪くなっていることがよくあります。比べることで、保護者が気づくきっかけにもなります（図1）。

　そこで、原因は口ぽかんなどの無意識による悪習慣であると保護者に説明します。乳歯列ではある程度歯列がきれいに並んでいても、狭い口に大きな永久歯が生える準備ができていないと、噛めない、顎は下がる、さらに口を閉じられない、筋肉を使わないなどの悪循環に陥った結果、顔貌にまで影響が出ることがあります。「本当にこのままでよいのでしょうか？」、「歯並びだけ治せばよいのでしょうか？」という問題提起を、保護者に問いかけることが大切になります。歯科矯正は歯並びを治すだけでなく、それに伴う口腔周囲筋などの改善まで含めて大事であることを、保護者に理解してもらいましょう。

　口呼吸による顔の変化は、表情筋が引き締まっていない、顔が面長、鼻下が伸びる、オトガイに緊張が出る、目が垂れ下がるなどがみられます。歯並びよりも表情の違いから、本人や保護者は「治したい！」とモチベーションが上がるので、いま一度治療の目的を患者さんと一緒に考えましょう（図2）。

2．口呼吸は全身疾患の一部である

　呼吸ができるのは鼻と口の2ヵ所です。口は何をする器官でしょう。食べたり飲んだり話したり、そして呼吸をしたりできます。一方、鼻は呼吸専門の器官であるにもかかわらず、呼吸の力が弱いとはどういうことでしょうか。

　アレルギーや風邪で鼻が詰まっているため、鼻呼吸の力が弱い、またアデノイドや扁桃肥大（図3）、ポリープといった鼻・咽頭の疾病を抱えている場合の解決策は、まずは耳鼻科への通院を勧めることです。このままでは、歯並びに影響が出ることを伝えましょう。

　鼻が詰まっていると、頭がボーッとしたり、夜眠れない、呼吸が苦しいなど、日常生活にも支障が出ます。子どもには耳鼻科の疾病はよくみられ、呼吸がつらいとついつい口呼吸となってしまいます。Q18を参考に、毎回保護者に働きかけて、理解してもらうようにしま

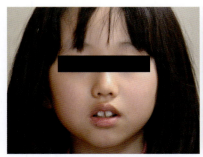 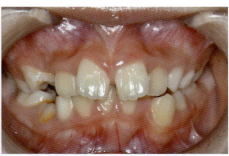 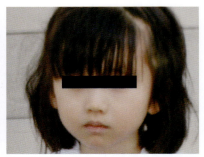

図❶　初診時8歳7ヵ月の顔貌（左）と幼稚園児（4～5歳ごろ）の顔貌（右）を写真で比較。目の周りや頬、口の閉じ方が違う

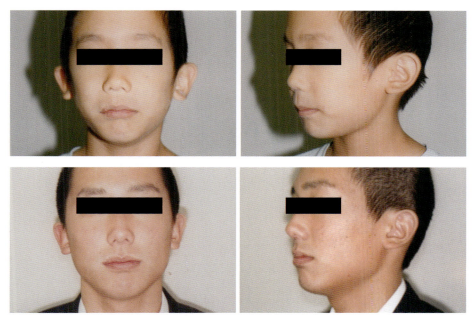

図❷ 矯正とともに筋機能が向上して成長した例

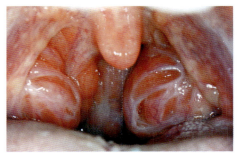

図❸ 扁桃肥大

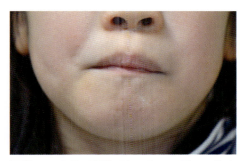

図❹ 口呼吸の習慣があると、口周りの筋肉量が少なく、うまく閉じることができない

しょう。

　口呼吸は口腔、顔、全身とかなり広範囲に影響します（**図4**）。一度にすべてを説明するのではなく、来院ごとに少しずつ伝えていくことがポイントです。同じことを何回説明しても構いません。患者は「また言われた」と、気に留めるきっかけになります。

　口呼吸がダメというよりは、鼻呼吸がよいことを理解してもらいましょう。鼻は自然のマスクといわれ、外気をきれいにして体に取り入れます。鼻毛で埃を取り除き、鼻腔内の高湿度でウイルス、菌の侵入を防ぎます。空気は乾燥することなく加湿されて暖められ、体に入ります。鼻は体を守る重要な器官なのです。

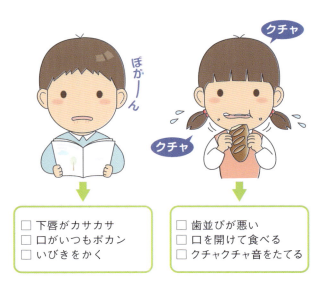

Q&A 17

寝るときに口が開いてしまう患者さんに、どんなアプローチをするとよい？

　歯並びが悪い、鼻が悪いためにやむを得なく口が開いてしまう場合は、まずはそれに対する処置を試みます。それらの治療と同時に、まずは日中でも口を閉じるための意識やトレーニングで筋力を高めましょう。

　寝ると口がぽかんと開いてしまう人は、舌が常に低位置にある可能性があります。舌は、口を閉じているとき、常に上顎歯列の内側に収まっているものです。また、口を閉じているものの、舌が上がっていない人も少なくありません。

　舌はさまざまな筋肉と付着しており、舌のポジションが下がることで、顎の位置や姿勢が悪くなります。日中、舌が下がっていると、無意識の睡眠時にも舌は下がりやすくなります。舌が落ち込む筋肉が強ければ、口はぽかんと開き、顎は下がり、いびきや睡眠時無呼吸症候群に繋がってしまいます。舌のトレーニングに関してはQ29を参考にしてください。

　寝ているときに口を閉じる方法として、サージカルテープを唇に貼る方法もあります（図1）。市販で就寝時用のテープも売っていますが、粘着力を弱くして肌が荒れないように配慮して使用しましょう。これは強制的な方法ですが、鼻で呼吸をすることにも慣れ、口呼吸による為害性が軽減されることもあります。患者さんに合うならば、このような道具を使用するのもよいでしょう。

　また、歯の突出が原因で口が閉じにくいという患者さんには、メカニカルな治療を行うことも必要です。

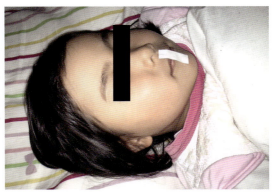

図❶　鼻呼吸を促すために、就寝時にサージカルテープを唇に貼って寝る

鼻炎・アレルギーだから口呼吸は仕方がないという保護者に、どう対応すればよい？

　口呼吸について説明すると、「うちの子は鼻炎で年中鼻が詰まっているので、鼻呼吸はできません」というお母さんがいます。まるで水戸黄門の印籠のようで、これを出されたら手も足も出ません。鼻は歯科領域ではありませんから、「耳鼻科に通ってください」、「では、そのままで仕方ないですね」と言うしかありません。

　ただ、その状態が歯列や顔貌に影響するとわかっていて、これから何年も治療を続けるわけです。私たち歯科医院側にできることはないのでしょうか？　当院では、保護者に理解してもらいたいこととして、2つ伝えるようにしています。

1. 鼻と口の密接な関係

　われわれが普段診ている口腔内の上顎は、鼻の底ともいえます。体は繋がっていて、口と鼻といった呼び名を分けてしまったのは、医療の分野を決めたことから始まります。まずは鼻と口が密接な関係であることを患者本人や保護者の方に理解してもらいましょう。実際、患者は歯並びが悪くて来院しますが、同時に鼻閉を訴える患者さんは多くいます。「鼻のアレルギーだから仕方ない」とあきらめさせないためにも、私たちは歯列と口腔機能を改善する必要があります。また、臨床の経験として、狭窄した上顎を拡大していくと鼻閉が改善していく症例もあります。この鼻腔と口腔の密接な関係は、今後掘り下げていくべき課題の一つであると考えています。

2. 鼻の詰まりは完全ではない

　鼻呼吸には、ネイザルサイクルという、鼻の穴が片方ずつ交互に呼吸をしている生理現象があります。お休みの穴は自浄作用が行われ、交互に常に呼吸ができるようにできているのです。アレルギーが強い人はこの自浄作用が停滞します。1日中鼻が塞がっていたら、さぞかし本人はつらいと思います。ですから、どこかで悪循環を断てるような改善の努力をしてもらいましょう。

　当院ではまず、家庭でできる鼻閉が改善する方法を指導しています。それは、鼻詰まりに効果的といわれるツボ押しです（図1）。ツボの血流をよくするのが目的ですので、ほどよい力であまり強く押しすぎないようにします。人差し指を軽く曲げて指の腹を当てて、ゆっくり10〜20回くらい押すのが目安です。血行改善で鼻通りがよくなります。鼻を温めたり、お風呂で湯船に浸かるときに行うことなども効果的です。その他、ハーブやメンソールで呼吸を楽にしたり、鼻腔拡張テープを使う、まくらを高くして寝るなど、治療として効果を期待できることをやってみるのも一つの方法です。しかし、これらを毎日続けるのはたいへんです。やるかやらないかは患者さん自身が決めることです。アレルギーだからとあきらめずに、いろいろなアプローチによって鼻呼吸を促進できる可能性があると伝えることが重要です。

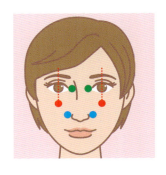
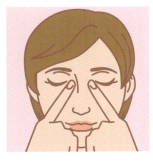

図❶　鼻通りのツボの代表「清明（緑丸）」、「四白（赤丸）」、「迎香（青丸）」

Q&A 19 保護者が言っても、患者本人がバイオセラピーを行わない場合、どうすればモチベーションを上げられる？

　床矯正治療全般にいえることですが、患者さんが思春期、反抗期を迎えると、一気に治療のペースが落ちることがあります。バイオロジカルな改善も、自我が出て、保護者の協力が薄くなり、悪戦苦闘します。保護者が管理をする低年齢の時期に治療を始めるのがよいといえます。子どもの性格はいろいろですが、機能改善のモチベーションを続けるのはなかなか難しいです。本項では、治療へのモチベーションを維持・向上させるためのヒントをいくつか紹介します。

1. 患者、保護者、医院スタッフが一丸になる

　歯科矯正は患者側と医院側のおつき合いが長くなるため、まるでわが子を育てるように子どもたちの顔と歯を診ていきます。どうしても現状と未来への期待のためにいろいろと課しがちですが、毎回必ず、過去と比較しましょう。顔や口元、トレーニングの状態を過去の写真や資料と比べて、「ここがよくなったね！」、「これができるようになったね！」と患者本人に確認してもらいます。現状維持でも褒めるくらいおおげさでよいでしょう（図1）。

2. 自覚・目標をもたせる

　床矯正治療を始めたばかりの数ヵ月は、ほとんどの患者さんは治療に対してモチベーションが高いものです。ですが、そのうち患者さんが忙しくなり、床装置を装着していることだけが習慣化します。そして、患者さんの年齢が上がり、治療の主導権が保護者から患者さん本人に移動した途端に、メカニカルな治療もバイオセラピーも停滞してしまうことがあります。

　このような患者さんには、毎回歯を直接見て触り、自分の歯を再確認させ、顔や唇の変化も比べてもらいましょう。また、視覚資料をたくさん見せて、「どっちの顔がいい？」、「どっちの歯がいい？」、「いまのままでいい？」と、目標にする歯並びや顔を意識させま

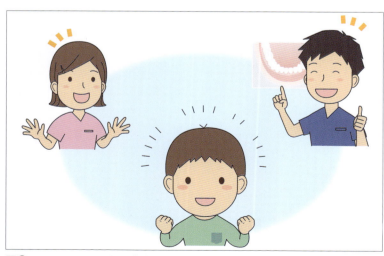

図❶　スタッフみんなで患者さんを褒める

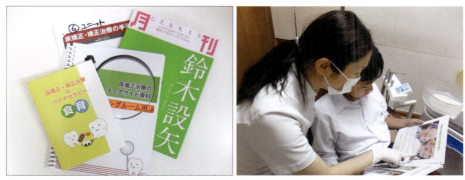

図❷ 「顔や歯並びどっちがいい？」の説明用資料

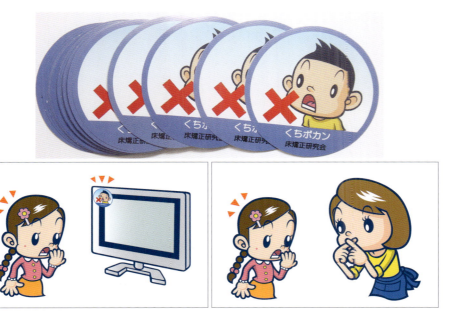

図❸ 上：リマインダーシール（オーラルアカデミー）、下：シールの活用例と保護者の協力の様子

しょう（図2）。

3．ツールを使う

　自分で意識をしないことには、何も改善できません。自覚を促すために、当院ではリマインダーシールなどを利用しています。

　ポイントは、自分で口ぽかんに対して意識をもつことです。気になる場面でリマインダーシールを使用し、周りも根気よく協力しましょう(図3)。受験勉強で「合格するぞ！」と書く意思表示と似たようなもので、本人の気持ちが最も重要です。

　よく保護者から、「先生から強く言ってください」、「先生がちゃんと指導してくれないから、治療が進まない」というような発言を受けることがあります。全面的に協力する旨は伝えていますが、基本的に床矯正治療は自分で進めなければ効果が出ない治療です。本人にやる気がなければ、治療の継続は難しくなります。

　前述の対処をすべて行っても、本人にやる気が見られず治療が進まない場合は、床矯正治療は向いていないことを説明します。治療を中断するか、他の治療法を行うかを、保護者を交えてしっかり相談することが必要になります。

　子どもたちは、何をきっかけにやる気を起こすかわかりません。ダラダラしながらも歯科医院に通っているということは、少なくとも何らかの通院理由があるはずです。保護者が言うから仕方なく矯正治療を続けているといった理由でも構いません。われわれが続けて応援することで、気持ちが突然開いて劇的に治療が進むこともあります。最も大事なのは、歯科医院側が患者さんを一生サポートしていくという気持ちをもち続けることです。

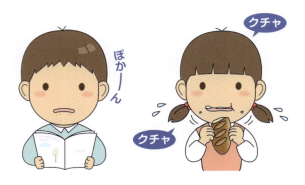

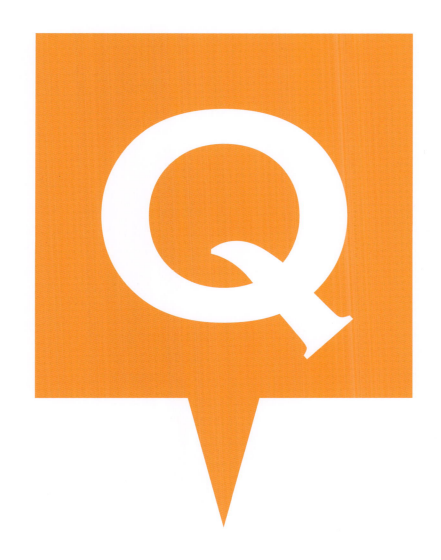

第4章
バイオセラピー
と
トレーニング

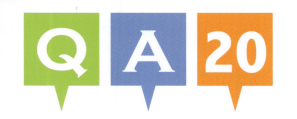

トレーニングにはどんなものがあるの？

　鈴木歯科医院で行うバイオセラピーとしてのトレーニングは、「口の周りの筋肉」、「舌」、「噛む機能」の3つに大別されます。歯並びが悪くて歯科医院に来たのに、筋肉や舌の話をされると、初めは患者さんも保護者も戸惑います。口腔筋機能療法と不正咬合の密接な関係を理解してもらい、今後どのようなトレーニングが必要か、どんな効果を期待して行うのか、患者さんと保護者に理解してもらうことから治療が始まります。

1．口の周りの筋肉のトレーニング（図1）

　道具を使うトレーニングとしてポカンX、とじろーくん、リットレメーター（いずれもオーラルアカデミー）があります。他方、道具を使わない、あいうべ体操なども効果的です（詳細は他項参照。ポカンX：Q22、とじろーくん：Q24、リットレメーター：Q23、あいうべ体操：Q28）。

2．舌のトレーニング（図2）

　舌の位置を改善するトレーニング器具としてタッチスティック、舌を鍛えるトレーニングにあげろーくん（いずれもオーラルアカデミー）、ガムトレーニングがあります（詳細は他項参照。タッチスティック：Q22、あげろーくん：Q24、ガムトレーニング：Q25、Q26）。

3．噛む機能のトレーニング（図3）

　噛む機能の基本的なトレーニングは食育です（第5章参照）。食育の実践に加え、さらに効果をあげたいときは、チューブトレーニング（Q27参照）を勧めます（図3）。しっかり噛むことで骨の発育刺激、筋肉への刺激を期待できます。当然、平均以上の咬合力がほしいわけですが、噛む機能がないと顎の発育不足に繋がり、歯並びも安定せず、矯正後の後戻りの原因となるといわれています。

●手軽なトレーニング

　主に顔を動かして体操をします。どれもゆっくりと力強く、5～10回繰り返しましょう。

- 頬の筋肉の体操：膨らませる、すぼめるを繰り返す。風船を使ってもよいでしょう（図4）
- 舌の筋肉の体操：

①上下左右に舌を思いっきり出す。口蓋にも押しつける
②舌で歯をすべて（上下左右、奥も裏も）舐める

- 口呼吸改善の体操：あいうべ体操

　顔の体操に関する情報は、雑誌やテレビ、インターネットなどに散見されます。小さい子どもなら、全身を使って「わらべ歌」を歌うのも、顔と口の発育にとてもよいです。

　まずは簡単なもの、あるいは道具がいらないものから始め、患者さんに合いそうなものを勧めましょう。

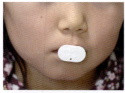
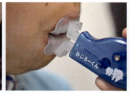
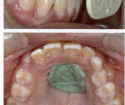
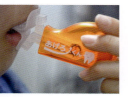
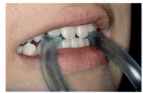

図❸　チューブトレーニング

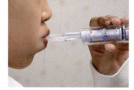
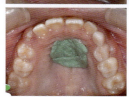
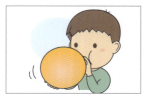

図❹　風船を膨らませる

図❶　左上：ポカンX、右上：とじろーくん、左下：リットレメーター

図❷　左上：タッチスティック、右上：あげろーくん、左下：ガムトレーニング

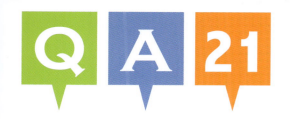

多くのトレーニングを指導すると、効果は上がる？

　バイオセラピーのトレーニング法は、いろいろあります。これらのなかには併用できるものもありますが、実際に患者さんの立場から考えてみると、何種類ものトレーニングの指導を受けても、それらをすべて続けることは難しく、途中でトレーニングを挫折してしまいます。

　バイオセラピーは、患者さんに継続してもらい、初めて効果を期待できます。まずは最優先すべきトレーニングを決め、その種類を限定することが患者さんの負担を減らします。

　一方、患者さんから、「いろいろなトレーニングをやってみたい」という申し出がある場合もあります。とくに初診時は患者さんのモチベーションも高く、何でもやってみたいという気持ちがあるのでしょう。そのことをよく理解したうえで、われわれ術者側は優先すべきトレーニングを患者さんに提示します（図1）。当院では、ほとんどの場合が1つ、多くとも2つのトレーニングを指導し、効果に応じてそのつどトレーニング法を変えています。

　また、必要なトレーニングについては、診査・診断を行い、機能的に何を優先するべきかを判断することが必要です。

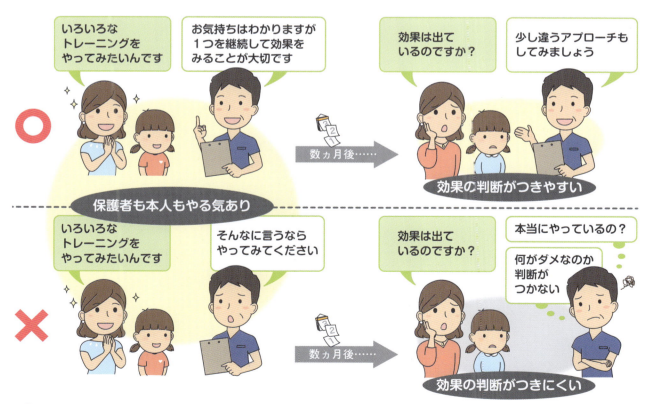

図❶　患者さん側のやる気を理解しつつ、優先すべきトレーニングを絞って呈示する

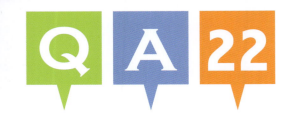

ポカンXとタッチスティックはどう違うの？

　ポカンXとタッチスティックは非常に似ていますが、使用する目的が異なります。

　簡単に説明すると、ポカンXは口唇閉鎖力を高めて、常時口が開いている悪習癖を改善し、タッチスティックは舌の姿勢位を正すことで、低位舌を改善させる目的で使います。一見、どちらも口に咥えているように見えますが、ポカンXは唇でホールドし、タッチスティックは前歯でホールドしています（図1、2）。

　また、ポカンXは構造が1種類のため、色で種類に違いがありませんが、タッチスティックは色によってその構造が違いますので、使い分けに注意が必要です。

1．ポカンX

　「口をぽかんと開くのはダメです」という意味から、ポカンX（エックス）という名称がつけられています。口を閉じる習慣を身につけさせる悪習癖改善用器具です。

　使い方は、おしゃぶりのように咥え、唇の力だけで

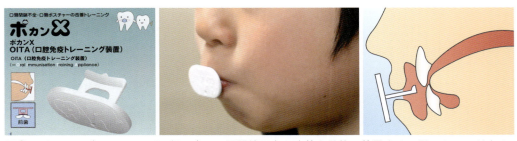

図❶　ポカンX（オーラルアカデミー）。口唇閉鎖不全の改善を目的に使用する。唇でホールドする

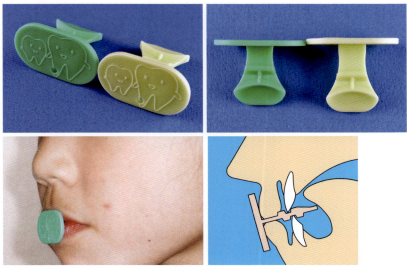

図❷　タッチスティック（オーラルアカデミー）。軽度の反対咬合と低位舌の改善を目的に使用する。前歯でホールドし、舌をスプーン状の凹みに載せる

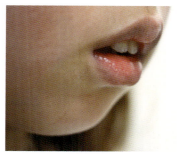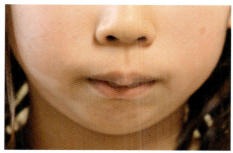

図❸ いつも口が開いている口もと。閉じようとすると、口腔周囲筋が過緊張を起こす

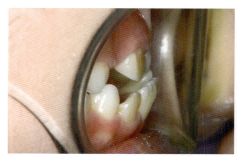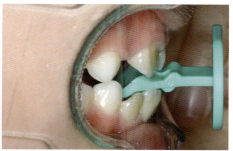

図❹ タッチスティック緑を、低位舌と反対咬合の改善のために使用した。機能性の反対咬合で構成咬合がとれるならば、正しい位置で咥えることができる

閉じます。鼻で息ができれば誰でも使用可能ですが、筋力のない子どもは数分と咥えられない傾向があります。

いつも口がぽかんと開いている子（図3）、口呼吸の子に勧めるには、安価で簡便なトレーニング器具です。カラーバリエーションがあるので、好きな色を選んで楽しみながら続けてもらいましょう。

2．タッチスティック（図4）

下顎と舌を正しい位置に誘導することを目的としています。かみ合わせの種類は、切端咬合や軽度の反対咬合を正常咬合に誘導する緑、反対咬合を切端咬合に誘導する青の2種類があります。サイズは色の薄い大と色の濃い小の2種類で、唇や中切歯の厚みで使いやすいほうを選択します。

上から見ると、中央部にT字の凹凸、後縁には皿状の窪みがあります。Tがちょうど左右中切歯で軽く噛む場所のガイドとなり、窪みに舌尖をのせて唇を閉じます。

タッチスティックは低位舌や軽度の反対咬合の小児に使用します（図4）。使用できない子ども（中切歯がない、または極端な叢生があり、窪みに合わせて噛み込めない、噛むとグラグラして安定しない子など）はメカニカルな治療を行い、改善してから試してみましょう（詳細や症例は参考文献[1]参照）。

3．ポカンXとタッチスティックの共通点

表面の絵の下方に、穴が空いています。この穴は、家庭で使うときにアレンジができます。5円玉ほどの重り（5g程度の携帯のストラップなど）を紐で括りつけて負荷を与えると、より効果的なトレーニングになります。また、ネックレスのように首から下げたり、家でゲーム機などに括りつけたりすると、紛失することなく続けられます。

4．いつ行うか、ルールを決める

本項で紹介したトレーニング器具は、毎日続けることが大事です。どちらも口に咥えるだけですので、保護者が「○○するときには、必ず咥えていよう」とルールを決めましょう。活用しやすい時間はゲームをやるとき、本を読むときなどがよいでしょう（詳細はQ19、Q34参照）。

【参考文献】
1）鈴木設矢：GPのための床矯正・矯正のすすめ 活用編．デンタルダイヤモンド社，東京，2012：87．

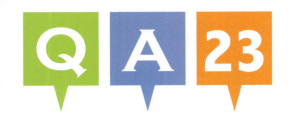

リットレメーターとは何？

　リットレメーター（オーラルアカデミー：図1）は、口唇の引っ張り強さを養うトレーニング器具です。鍛えるだけではなく、筋力の測定もできるので、検査としても有効です。測定器本体で測定し、筋力不足と認めたならば、マウスピースを用いてトレーニングを行います（図2）。

　マウスピースは大小あり、咥えやすいほうを使います。小さいほうが当然ギュッと咥えなければいけないので、より鍛えたい方は小さいマウスピースでトレーニングをするのがお勧めです。

　使い方は、マウスピースを咥えてまっすぐ引っ張ります。さらに鍛えたいなら、上下左右と向きを変えます。抜けないように口輪筋を抵抗させることで、筋肉に刺激を与えます。首や肩に力を入れず、唇の力だけで咥えることが大切です。

　リットレメーターは、測定して数字で表せるのがメリットです。唇の引っ張り強さを測定します。シリコーンを咥え、前方に引っ張り、抜けたところの数値を観察します（図3）。1.5kg以上を基準値とし、それに満たなければトレーニングが必要としています。定期的に測定値を評価できるように、付属の記録シート（図4）を活用しましょう。

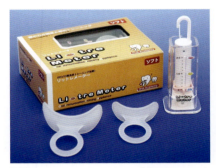

図❶　リットレメーター（オーラルアカデミー）。シリコーンのマウスピース大・小と測定器で構成されている。測定器はハードタイプ（2.5kgまで測定）とソフトタイプ（2kgまで測定）がある

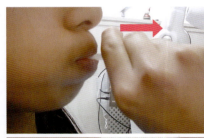
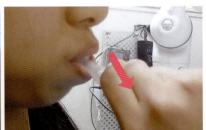
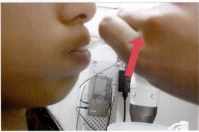
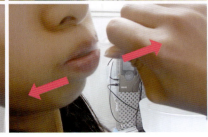

図❷　シリコーン部のみを引っ張って口輪筋を鍛える

図❸　リットレメーターによる測定の様子

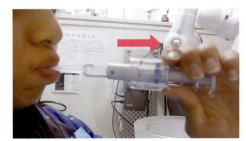

図❹　リットレメーター付属の記録シート

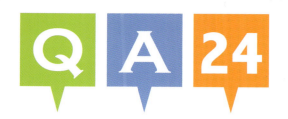

とじろーくんとあげろーくんはどう違うの？

　とじろーくんもあげろーくんも、形は似ていますが、使用目的が違います。とじろーくんは口唇閉鎖力の改善、あげろーくんは低位舌の改善が目的です。筋力を鍛えるのに、小児にも高齢者にも使えます。少しの時間でも、毎日継続をすることが重要です。

1．とじろーくん（オーラルアカデミー：図1）

　口唇の閉鎖力のトレーニング器具です。白い部分を上唇、下唇で咥えます。使用法は、口唇を何度もパクパク動かす方法や、閉じたまま口唇をキープする方法があります（図2）。頭を上に向け、負荷をかけてもよいでしょう。

2．あげろーくん（オーラルアカデミー：図3）

　舌全体の挙上能力を鍛え、舌とその周囲筋肉も鍛えるトレーニング器具です。低位舌や飲み込みが弱い患者さんなどに使用してもらいます。使い方は、口を開けたまま舌でスプーン部を上げ下げします。スプーン部は面でできており、舌で面全体を挙上させて上下運動を行います（図4）。

　最初は舌を持ち上げるのが難しいかもしれません。ポイントはスプーンの先端（舌の奥にあたるところ）をもち上げる意識をします。つられて口を閉じてしまう人がいますが、なるべく口は開けたまま、舌だけを持ち上げるようにしましょう（図5）。

　注意したい使い方は、舌を前に突き出す動きです。下顎前歯より舌が前に出てしまうのは舌尖に力が入りすぎている可能性があります。Q29で紹介している舌を「面」で口蓋につけるトレーニングも一緒に行いましょう。

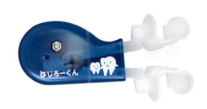

図❶　とじろーくん（オーラルアカデミー）

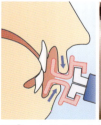

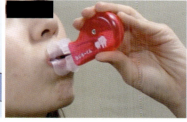

図❷　とじろーくんの使用時の断面。右図のように上向きで使うと、より負荷をかけられる

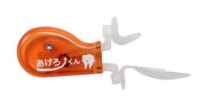

図❸　あげろーくん（オーラルアカデミー）

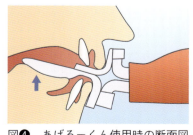

図❹　あげろーくん使用時の断面図

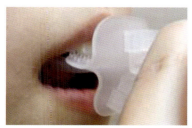

図❺　あげろーくんを使用した口元。舌が上がっていればOK

ガムトレーニングとは何？

　咀嚼から嚥下までの流れを再現し、舌がどう動いているかをガムで視覚的にチェックするのがガムトレーニングです。床矯正研究会では、近藤悦子先生のガムを用いたトレーニング[1]を応用しています。

　ガムトレーニングでは、以下の3つのステップを観察し、必ず写真を撮って患者さんと保護者に確認させて記録します（図1）。

①口の中でガムをまとめる
②口蓋の中央にガムを押しつぶす
③口を閉じて3回嚥下する

1．口の中でガムをまとめる

　噛んだ食べ物をまとめるには、30秒もあれば十分です。何分経ってもまとめられない状態（図2）は、あまりよいといえません。形も丸ではなくつぶれている、噛んだままの形をしているなど、ガムの形から舌の動かし方の能力を判断します。

2．口蓋の中央にガムを押しつぶす

　次に、ガムを口蓋に押しつぶせるかどうかをチェックします。時間がかかる、うまくできずに何度もやる、口蓋にガムを舌で押しつぶせない、ガムの形がいびつだったり、前歯に押しつけられているような場合は、舌の筋力不足と考えられます（図3、4）。

3．口を閉じて3回嚥下する

　ガムを口蓋に押しつけることができたら、ガムを飲み込まないようにして、3回嚥下をしてもらいます。嚥下とは、舌が口蓋を押し、口腔内を陰圧にして咽頭に食べ物を流し込む流れのことです。嚥下をし、ガムの厚みが薄く、後方に引っ張られている様子を確認できれば、正常嚥下だと判断できます。開咬などに見られる舌突出癖の場合は、ガムが後方ではなく前方に引っ張られている形が確認できます。

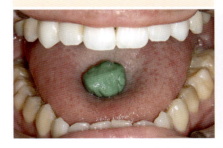
①口の中でまとめる

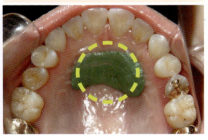
②口蓋の中央にガムを押しつぶす

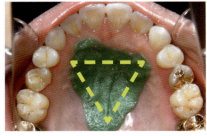
③口を閉じて3回嚥下する

図❶　ガムトレーニングの3ステップ

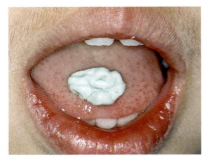

図❷　ガムがうまくまとまらない状態

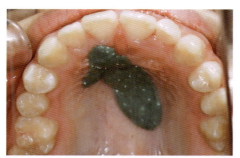
図❸　ガムの形がいびつ

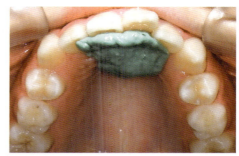
図❹　ガムが前歯に押しつけられている

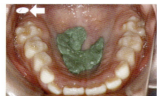
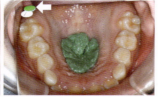
▪ガムを口蓋押し付け時　　▪嚥下時（ガムが前方に流れるため、嚥下癖が疑われる）

図❺　9歳2ヵ月女児。ミラーにシールを貼り、シール部が写真に写るように撮影する。シールで区別しないとガムの変化が少ない場合には区別がつかなくなる。白のシールに「1」と書いてある場合は同日1回目のトレーニング。慣れない場合は2回3回と同日に行う場合もあるため、区別できるように数字を記入。緑のシールは嚥下時のもの

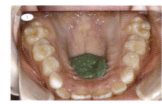
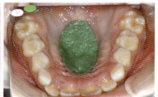
▪ガムを口蓋押し付け時　　▪嚥下時（後方にガムが流れる。嚥下癖の改善傾向が認められる）

図❻　3ヵ月後

表❶　ガムトレーニング表。変化を写真と一緒に可視化できるように表を作成し、トレーニングごとに日付を記入する

年　月　日			
ガムを丸く	できる	できない	
ガムを口蓋に	つけられる	つけられない	
ガムの位置	口蓋部	前歯部	
ガムの厚み	薄い	厚い	
ガムの形	円形	縦長	その他
嚥下時ガムの形が	変わる	変わらない	

　このように、ガムの付着部位、形・厚みなどで舌の見えない動きを推測できます。この結果を毎回診査用紙に記入し、口腔内写真でも記録を残します。このとき、ガムを口蓋へ押しつぶしたときの写真と嚥下時の写真の区別がつかない場合があるので注意しましょう。当院では、嚥下時にはミラーの端に緑色の小さいシールを貼り、押し付け時と嚥下時の区別ができるように撮影しています（図5、6）。

　トレーニングに用いるガムは、小さいタブレット型のものが最適でしょう。とくに軟らかめのガムを使うと、舌の微妙な動きを再現しやすくなります。経過を追っていくことを見据えて、院内では同じガムを使用することが望ましいです。鈴木歯科医院では、クロレッツ（モンテリーズ・ジャパン）を使用しています。

　院内では、表1を診査・診断に用い、うまくできなかった患者さんには、舌の機能改善の検査として、定期的に行うことをお勧めします。このトレーニングは家庭でも取り入れやすいため、舌の訓練として患者さんや保護者に勧めるとよいでしょう。

【参考文献】
1）近藤悦子：Muscle Winsの矯正歯科臨床 呼吸および舌・咀嚼筋の機能を生かした治療. 医歯薬出版, 東京, 2007：32.
2）鈴木設矢：GPのための床矯正・矯正のすすめ 活用編. デンタルダイヤモンド社, 東京, 2012.

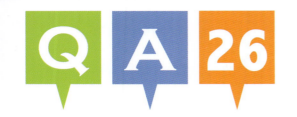

ガムトレーニングの効果は？

　舌の運動や姿勢位（ポスチャー）は、哺乳期から始まり、成人型嚥下機能を獲得し、それ以降もさまざまな因子によって影響を受けます。舌の挙上訓練は、歯列弓の安定した維持のために大切なバイオセラピーの一つです。舌のポスチャーが低位の場合、正しいポスチャーを獲得するために、舌背を口蓋に接触させ、舌背部の舌筋を活性化させるトレーニングが必要と考えます。

　さまざまなトレーニングがあるなか、当院では矯正専門医である近藤悦子先生のガムを用いた舌の挙上訓練「ガムトレーニング」[1)]を多く用いています（詳細はQ25参照）。

　ガムトレーニングは患者さんが取り入れやすく、効果を視覚化できるため、ガムの形によって舌の運動の軌跡を想定し、ガムの厚みによって舌の筋力を想定します。つまり、舌の機能の検査としても有効です。

　ガムトレーニングは、床装置やチューブトレーニングと併用することが多く、継続することでガムの形の変化と歯列の変化をみながら治療効果を確認します（図1〜4）。治療の効果が認められなかったり、後戻りがあるようなら、トレーニングの強化を行うのか、それとも他の装置に移行するかの判断が必要です（図5〜9）。

【参考文献】
1) 近藤悦子：Muscle Wins！の矯正歯科臨床．医歯薬出版，東京，2007．

| 症例1 | バイオロジカルな成長を促す
■6歳10ヵ月、女児　■主訴：反対咬合になりそう。低位舌、嚥下癖 |

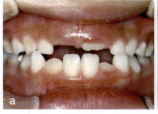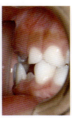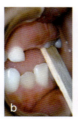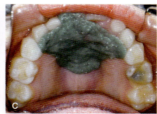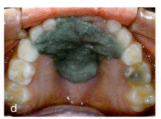

図❶　a：初診時6歳10ヵ月。乳犬歯の交叉と1の舌側からの萌出を認める。舌の挙上や運動において不足が認められるため、スティックとガムトレーニングでのバイオセラピーを行った。b：スティックでの上顎前歯の徒手矯正。c：ガムトレーニング（口蓋押し付け時）。d：ガムトレーニング（嚥下時）

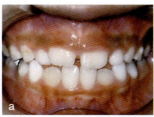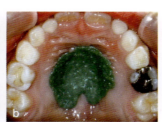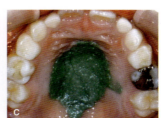

図❷　a：7歳2ヵ月。前歯の被蓋は改善した。ガムトレーニングでも口蓋へのガムの押し付け力が増し、嚥下時の咽頭へのガムの流れが改善されている。b：ガムトレーニング（口蓋押し付け時）。c：ガムトレーニング（嚥下時）

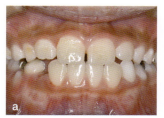 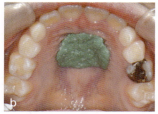 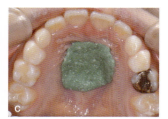

図❸　a：8歳10ヵ月時。前歯の被害と舌の機能も安定している。b：ガムトレーニング（口蓋押し付け時）。c：ガムトレーニング（嚥下時）

図❹　11歳3ヵ月時。被蓋・咬合ともに安定してきているが、被蓋が浅く、まだ予断を許さない

症例2　バイオセラピーで経過観察中に、メカニカルな治療を検討
- 9歳2ヵ月、女児　・主訴：開咬。他院にて拡大中

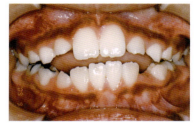 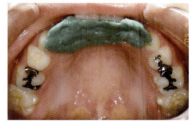

図❺a　初診時9歳2ヵ月。ガムトレーニングと前歯での咬断運動を主とする食育のバイオセラピーを指導する

図❺b　ガムトレーニング（口蓋押し付け時）

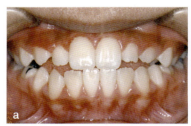 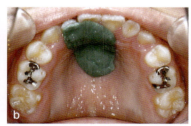 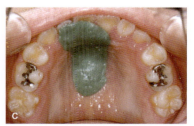

図❻a　10歳6ヵ月時。開咬は改善されつつあるため、上下閉鎖型の装置で保定を行う。チューブ訓練も開始。b：ガムトレーニング（口蓋押し付け時）。c：ガムトレーニング（嚥下時）

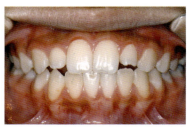 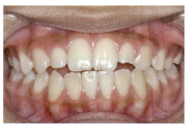

図❼　11歳9ヵ月時。改善しつつある

図❽　12歳7ヵ月時。開咬の悪化が認められる。トレーニングへのモチベーションが下がっている

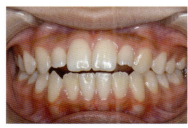 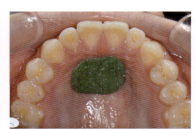 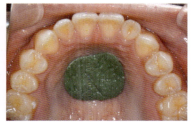

図❾　13歳8ヵ月時。ガムトレーニングから、嚥下癖や低位舌は初診時よりも改善したと推測されるが、開咬が徐々に悪化している。将来的に、マルチブラケットを用いた矯正治療が必要になることを説明し、引き続きトレーニングを行う

Q&A 27 チューブトレーニングとは何？

チューブトレーニングは、咬合力が不足していることに起因する開咬や不安定な咬合などを改善させるトレーニングです。ただし、噛むトレーニングの基本は食育です。チューブトレーニングは、食育を補助するものと考えましょう。詳細は第5章とQ35を参照ください。

当院では、パナリング（オーラルアカデミー）を使用してチューブトレーニングを行っています（図1）。ただ、焼きイカ程度の弾力があれば、医療用のシリコーンチューブなどでも代用は可能です。

1. なぜ噛む必要があるのか

チューブをしっかり噛むことで、歯根膜を通して歯槽骨を刺激します。第二次性徴期に顎骨が育成されますが、顔の主な成長箇所は中顔面です。子どもたちがしっかり噛まないとどうなるでしょうか。歯槽突起の発育は、成長期の中顔面の発育に影響します。しっかり噛むことが顎骨内の刺激になることを説明する際、顎模型を用いると理解してもらいやすいです。当院では、患者さんの目の前で、顎模型（ニッシン）から中切歯を外します。そして、患者さんの顔に中切歯を当ててみると、歯根は意外と長く、鼻の下まであることに「歯の根はこんなに長いのですね！」と、患者さんも保護者も驚きます（図2）。この指導でのポイントは、実際に歯根を患者さんの顔に当てることで、これから治療を受けるのは自分であると受け入れやすくなります。

- **歯が動く確認**：チューブの有無によって歯に受ける刺激の比較を患者さん本人と保護者に体験してもらいます（図3）。前歯が振動している刺激が顎や歯根膜への刺激となると説明します。
- **噛む筋肉の確認**：下顎角に指3本を当てて噛みしめると、モリッと咬筋の筋肉が膨らむのを指で感じられます（図4）。これを実際に患者さんと保護者に体験させ、咀嚼が顔面の運動であると理解してもらいます。

2. どこで噛むか

トレーニングは、主に前歯と臼歯の2つに分けて指導します（図5、6）。叢生・開咬・下顎後退などの改善、交換期の萌出中の歯への刺激、咬合の緊密化など、症例に合わせて、どの部位で噛む必要があるかを診断し、患者さんに説明します。

3. トレーニング時間と工夫

患者さんには、本来は食事でしっかり噛むことが基本なので、チューブトレーニングは補助的なものとして指導してください。道具を使うトレーニングは飽きない3分程度とするか、「ながら運動」によって取り入れやすくなります。毎日少しずつでも継続させることが大切です。

4. チューブはリングでなくてもよい

当院で使用しているチューブはリング形状ですが、そうである必要はありません。開咬の歯や、咬合が浅い歯は、チューブを2つ折りにするなどしても構いません（図7〜9）。

5. 適応ではない場合

チューブトレーニングは、特定の患者さんには禁忌

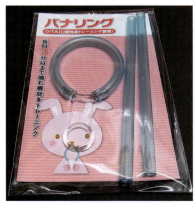

図❶　パナリング（オーラルアカデミー）

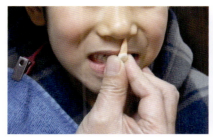
図❷ 歯の生え方の確認。患者さんに当てて見せると、その長さに驚く

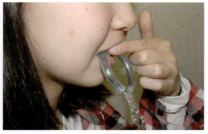
図❸ 前歯で嚙んでいるところ

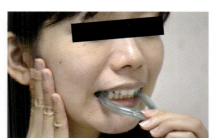
図❹ 筋肉の確認

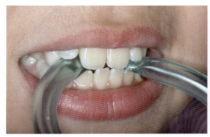
図❺ 前歯（中切歯や側切歯のあたり）で嚙むトレーニング

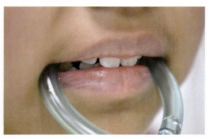
図❻ 臼歯で嚙むトレーニング

| 症例 | バイオセラピーのみで開咬改善 ▪患者：9歳2ヵ月、女児　▪主訴：学校歯科検診で開咬を指摘され、矯正治療を勧められた |

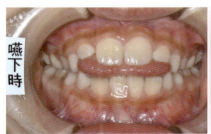
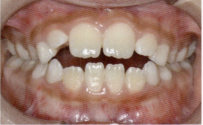
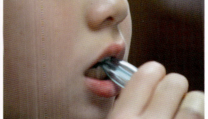
図❼ 初診時。前歯部の開咬と異常嚥下癖が認められるため、チューブトレーニングとガムトレーニングを指導し、まずはバイオロジカルに治療を行った

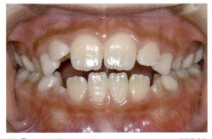
図❽ 9歳5ヵ月。トレーニング開始より3ヵ月。開咬はバイオロジカルに改善している

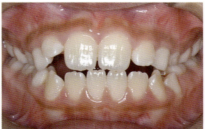
図❾ 10歳2ヵ月。トレーニング開始から12ヵ月後。開咬は改善傾向が認められる。チューブは2つ折りではなく、通常どおりに前歯で嚙む指導に変更した。この5ヵ月後に、メカニカルな上下の拡大治療を開始した

です。とくに治療初期の反対咬合の患者さんには禁忌です。嚙むと下顎が前に出る癖がある子どもが行うと、顎を出す筋力や癖を助長させてしまいます。また、重度の交叉咬合の子どもはでこぼこの歯並びで鍛えることになってしまうので、お勧めできません。どちらもメカニカルな治療を進め、対咬関係が正常に近づいてきたところで、必要があればトレーニングを行うかどうかの判断が必要です。

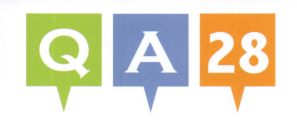

バイオセラピーで行う口の体操にはどんなものがあるの？

　歯列不正と口腔周囲筋には、密接な関係があります。初診はもちろん、治療中でも患者さんの顔・口元を絶えず観察しましょう。顔の筋肉は単体ではなく、すべて繋がっています（図1）。まずは全体を観察しますが、部分的には唇の輪郭の明確さ、唇の形、唇の乾燥、オトガイの緊張などを観察します（図2、3）。全体的に筋力がないと、目が垂れて口角が落ち、顔の筋肉に張りがありません。顔を使って日常生活を送ることが、バイオセラピーへと繋がります。

●あいうべ体操

　道具を使わない口の体操は患者さんにとって取り入れやすいので、ちょっとしたときに1回でもよいので、毎日コツコツ続けるように指導しましょう。

　とくに、みらいクリニック（福岡県）の内科医・今井一彰先生が発案した「あいうべ体操」（図4、5）は、口腔周囲筋を鍛えることによって鼻呼吸を推進するために行います。内科的にも、口呼吸は万病の元と考えられており、歯並びだけではない、多くの影響が起こり得ると考えられています[1]。

　ちょっとした体操を続けるだけで筋肉は代謝され、長時間の刺激の継続が認められます（図6）。鈴木歯科医院では、患者さんが忘れにくく、取り入れやすいという理由から、あいうべ体操を指導しています。その他、従来からある顔と舌を使った他の体操でも、十分に効果を期待できるでしょう。

　口の体操は補助的なもので、やはり基本的には食育が最も効果があります。1回15～30分の食事（運動）を1日3回すると考えると、かなりの運動量です。患者さんには食事の質や内容を考えてもらい、必ず毎日の食事もきちんと摂るようにアドバイスをしてください。

【参考文献】
1) 今井一彰：免疫を高めて病気を治す口の体操「あいうべ」．マキノ出版，東京，2008．

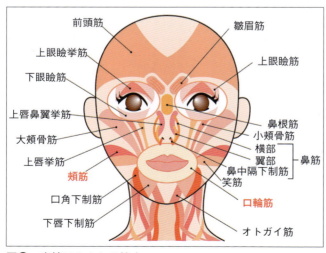

図❶　表情にかかわる筋肉

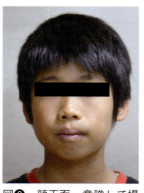

図❷　顔正面。意識して撮影すると、顔も少し緊張

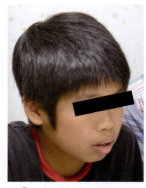

図❸　気が緩んだときの顔。自然体の写真も貴重な資料

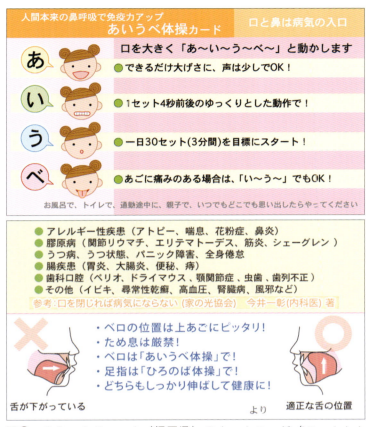

図❹ みらいクリニック（福岡県）のホームページ（http://mirai-iryou.com/）に掲載されているあいうべ体操カード。無料ダウンロードし、患者さんに配布できる（2016年6月現在）

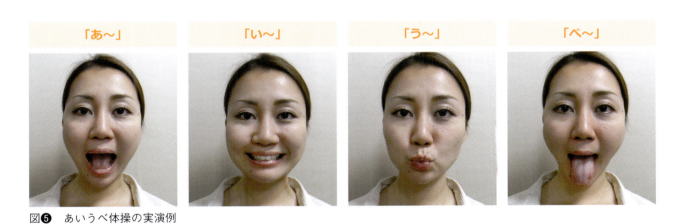

図❺ あいうべ体操の実演例

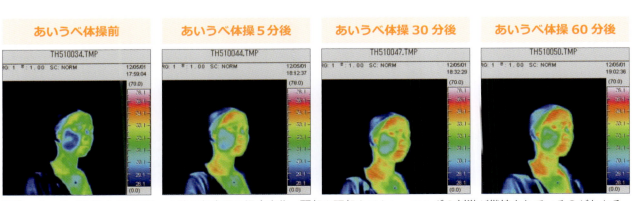

図❻ あいうべ体操を30回行った後の顔表面の温度変化。頸部や頭部までトレーニングの刺激が継続されているのがわかる

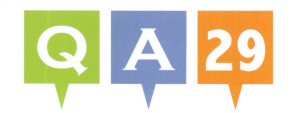

低位舌にはどんなトレーニングが効果的？

　口を閉じているときには、舌背が口蓋に軽く触れている状態が正常な舌の姿勢位といわれます（図1a）。常に口蓋と舌の間に空洞があり、下顎に舌がすっぽりはまっている状態を低位舌といいます（図1b）。口がぽかんと空いている子どもは、まず低位舌といってもよいでしょう。反対咬合などでは、口を閉じていても舌が落ち込んで下顎前歯を前に押していることがありますので、低位舌かどうかのチェックは必要です。

　低位舌の診断は問診などでもできますが、反対咬合やぽかんと口を開けている場合はとくに注意してチェックを行い、歯の圧痕や舌小帯短縮症の有無も確認しましょう。低位舌とともに、異常嚥下の確認も一緒に行います。とくに開咬の子どもに多くみられます（図2）。

1．舌を「面」で口蓋につけるトレーニング

　普段から舌が口蓋についていない子どもは、舌を上げる感覚がわかりません。「舌を弾いて音を鳴らすとき、鳴る寸前でストップ」という感じで、舌が口蓋にべったりついている状態をできるだけキープするように指導します（図3、4）。

2．タッチスティック

　舌がスポットに付いている正しい姿勢位を保つため

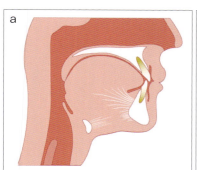

図❶　a：正常な舌位と、b：低位舌の断面図

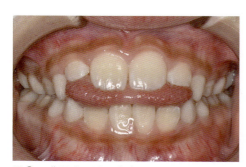

図❷　嚥下時の舌の突出

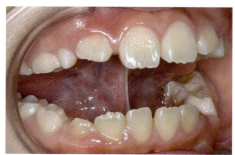

図❸　舌をもち上げる訓練で、うまくできている例。舌背面すべてが口蓋についている

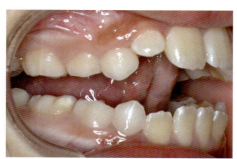

図❹　舌をもち上げる訓練で、うまくできていない例。舌尖のみ口蓋についている

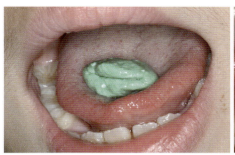
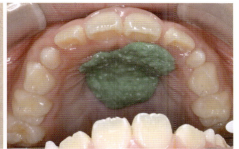

図❺　ガムトレーニング

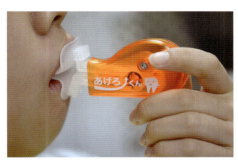

図❻　あげろーくん（オーラルアカデミー）

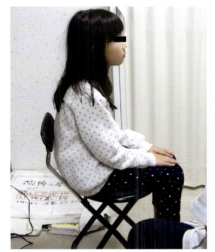

図❼　診査時、口だけではなく、頭位や姿勢にも注意を払って観察する

のトレーニングです（詳細はQ22参照）。

3．ガムトレーニング（図5）

舌の動きが一目瞭然で、患者自身が結果と理解を得やすく、モチベーションを維持しやすい利点があります。詳しくはQ25を参考にしてください。

4．あげろーくん

低位舌を改善するトレーニング器具として、あげろーくん（オーラルアカデミー）があります（図6）。低位舌は、動きやすい舌をもち上げるときに舌尖ばかりを上げ、後舌の動きが悪いという特徴が多くみられます。実際、咀嚼運動時には、舌の脇を使って混ぜたりまとめたりし、嚥下時には舌の面全体を使います。舌のあらゆる筋肉を鍛えるのは難しいですが、全体をもち上げるトレーニングや意識改善には効果的だと考えます。詳しくはQ24を参考にしてください。

診査時には、姿勢も見てください。不正咬合は、呼吸と姿勢が密接に関連しているといわれています。ですから、口のトレーニングだけではなく、頭位や姿勢への注意が必要です（図7）。

舌は発音、咀嚼、呼吸を行うのに非常に重要で、休むことなく口腔内で動いている器官です。舌・口唇、頬と口腔周囲筋のアンバランスが1つの要因として歯列不正を起こすといわれます。しかし、舌をトレーニングすれば治るというものではなく、不正咬合は遺伝的なものを含め、複雑な要因が絡み合って起こる現象だと考え、さまざまな角度から検証と改善を図る必要があります。

【参考文献】

1）近藤悦子：Muscle Wins! の矯正歯科臨床 呼吸および舌・咀嚼筋の機能を生かした治療. 医歯薬出版, 東京, 2007：32.

反対咬合にはどんなトレーニングをするとよい？

　反対咬合は、骨格性、機能性、歯性の3つに大別されます。歯の萌出時期に噛み方の癖などで機能性の反対咬合を発症し、その癖が助長されて成長期を迎えると、骨格性の要因がより強まるといわれます。よって、そのような癖に気づいたら、すぐに改善指導を試みましょう。また、メカニカルに反対咬合を改善すると同時に、反対咬合になったきっかけや癖を排除する必要があります。そのためには、来院ごとにチェアーで観察することはもちろん、保護者への問診も重要です。

1. 治療開始から勧めたいトレーニング

　顎が前に出る癖、顎を前に出すきっかけを修正するトレーニングを中心に行います。決まって必要になるのが、舌のポジションの確認と改善です。低位舌や舌突出癖には舌に関するトレーニングを行い、安静時も嚥下時も舌とスポットを意識する癖をつけます。

　次に、リップシール（口を閉じる）を徹底するように指導します。できれば、姿勢や座り方から、体のバランスもみていきましょう。

2. 反対咬合の前歯関係が改善してから始めたいトレーニング

　反対咬合では、叢生などの改善指導法とは少し異なります。叢生などは、歯への刺激、チューブトレーニング、食事の前噛みを積極的に行います。しかし、反対の噛み合わせでは、積極的に噛んでしまうと顎が前に出る筋肉や癖を助長し、咬合関係が悪化してしまいます。そこで、正しい被蓋関係に改善したところで、初めて噛むトレーニング（食育やチューブトレーニングなど）を行います。

　最後に、日常で顎が前に出る癖が出やすい場面を図1～4に示します。

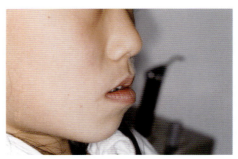

図❶　ぽーっとしているとき。口ぽかんとともに、下顎および下唇が出ている

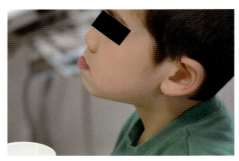

図❷　うがいの様子。水分や食べ物を口に含んでいるとき、下顎が出ている

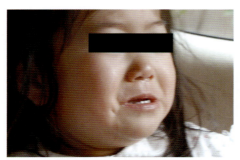

図❸　泣いているとき。声を出して力むので、下顎が前に出やすい

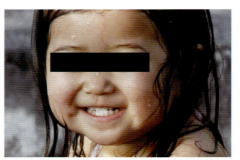

図❹　笑っているとき。口の筋肉より下顎の筋肉のほうが力強く出ると、下顎が出る

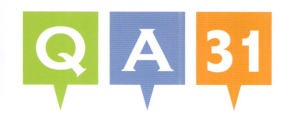

開咬にはどんなトレーニングをするとよい？

　上下の歯列は、萌出途中では一時的に前歯部に空隙が見られますが、萌出後も上下の歯列がかみ合っていない場合もあります（図1）。これらの開咬の多くは前歯部に見られ、稀に側方にも見られます。

　病態の原因は1つではありませんが、低年齢の場合は悪習癖（指しゃぶりや舌突出癖など）や、前歯を積極的に使わないことに起因している場合があります。問診や診査で原因を確認し、記録として残します。指しゃぶりなどは安心感を求めているなどの理由で習慣化されますが、それ自体を悪とはせず、3歳以降も続いている場合に問題とします。床装置を使い始めると、口の中の感覚が変わって指しゃぶりを止めることもあります。指人形などでカバーするのも効果的です。

1．舌のトレーニング

　舌癖があると、口を閉じていても嚥下するたびに舌が前に押します。正しい嚥下を覚えるために、スポットに舌を当てて飲み込む訓練、ガムによる舌の訓練（図2）、舌を全面的に上げる訓練などが必要です（詳細は Q25 および Q29 参照）。

2．噛むトレーニング

　重度の開咬をトレーニングのみで治療するのは難しい場合がありますが、治療の初期には、積極的に噛む練習を開始します。隙間は大きいが早々に噛ませたいなら、チューブを2つ折りにして二重で使用してもよいでしょう（図3）。ただし、基本のトレーニングは食育なので、まずは食事指導を行います（詳細はQ27と第5章参照）。

3．メカニカルな装置の併用

　トレーニングは、意識しているときにしか効果が出ません。意識させるために床矯正のスポット部に穴を開けたり（図4）、無意識下での舌の習癖の排除にはタングガード（図5）を使用したり、メカニカルな装置も併用します。それでも開咬が改善しない、あるいは悪化するなら、マルチブラケットなどの装置が必要になる場合もあります。

　歯列に影響がある舌の動きを早期に改善させることが、開咬には有効です。治療中に悪習癖が再発した例も経験していますので、おかしいと感じたら、再診時でも確認が必要です。

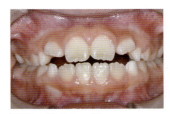

図❶　開咬の一例

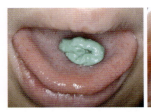

図❷　嚥下訓練としても行うガムトレーニング一例

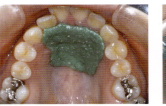

図❸　チューブを2つ折りで使用している様子

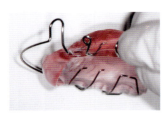

図❹　タングガード装置（上顎舌突出癖防止装置）。無意識に舌が出る子どもに効果がある

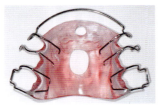

図❺　スポット部、口蓋に穴を空けて、常に舌で触っているように指示。ちょっとした工夫をしてみる

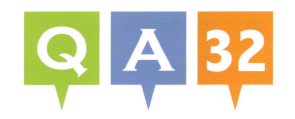

開咬はバイオセラピーだけで治る?

　一般的に、乳歯列期における開咬は、指しゃぶり、舌癖、異常嚥下癖などの不良習癖が原因です。将来、骨格性開咬へ移行するリスクがある場合は、その習癖の除去を積極的に行うとされています[1]。

　バイオセラピーは、年齢が低ければ低いほど、不良習癖などの改善や機能の回復への効果が認められます（図1〜6）。

　乳歯列期、混合歯列期、永久歯列期と進むに従って、舌および口唇のトレーニングや舌癖防止装置を使用して、不良習癖の除去を行います（図7〜14）。

　年齢が高くなるに従い、習癖は改善されにくくなり、骨格性などの要素も加わって複雑化し、マルチブラケットや外科的矯正治療を要する可能性が高まります（図16〜19）。

　開咬の患者さんがバイオセラピーで治るかどうかは、年齢と原因、そしてバイオセラピーに対する治療刺激を加味して、その変化を見て治療法を随時追加および変更していく必要があります。よって、すべての症例をバイオセラピーだけで治そうとする考えはリスクがあると認識しましょう。

【参考文献】
1）亀田 晃：歯科矯正学事典 改訂増補版．クインテッセンス出版，東京，2005．
2）大野秀夫：MFTを中心とした子どもの口腔習癖と咬合異常への対応．小児歯科臨床：12-29, 2008．

症例1　乳歯列期の開咬
- 患者：5歳6ヵ月、女児　　・主訴：習慣的な指しゃぶり、上下の歯がかみ合わない

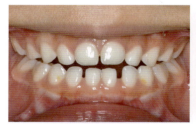

図❶　初診時5歳6ヵ月、女児

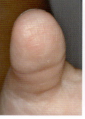

図❷　習慣的な指しゃぶり。吸いダコは認められないが、親指の爪や皮膚に習慣化を示す痕跡が認められる

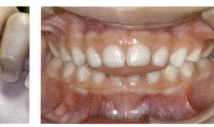

図❸　嚥下時に舌の突出癖が認められる

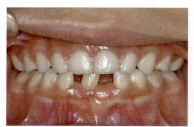

図❹　5歳10ヵ月。指しゃぶりを止めて4ヵ月。開咬は改善した

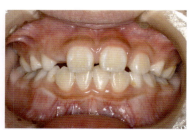

図❺　7歳1ヵ月。切歯交換期、バイオロジカルに経過。永久歯前歯の被蓋も問題ない。開咬は指しゃぶりが原因だと考えられる

図❻　バイオロジカルとメカニカルな治療[2)]

| 症例2 | **混合歯列期、バイオセラピーとタングガード併用**
▪患者：7歳4ヵ月、女児　▪主訴：歯並びが気になる |

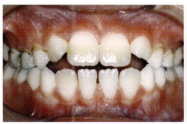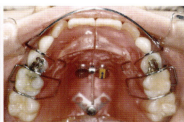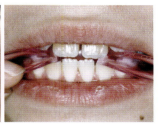

図❼　初診時7歳4ヵ月、女児。開咬と舌突出癖を認めるため、タングガード付きの拡大床装置とチューブトレーニングを行った

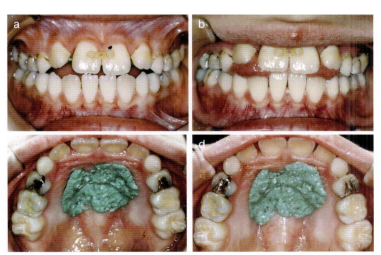

図❽　7歳10ヵ月。開咬はやや改善したが突出癖がまだ認められるためガムトレーニングを開始した。c：ガムトレーニング（口蓋押し付け時）。d：ガムトレーニング（嚥下時）

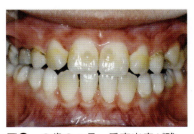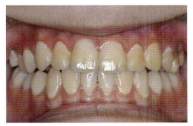

図❾　8歳2ヵ月。舌突出癖が残っているので、まだタングガード付き床装置を使用している。この1年7ヵ月後にタングガードなしの閉鎖型床装置へ移行した

図❿　11歳0ヵ月。側方歯の交換は順調。被蓋も安定してきている

症例3　混合歯列期、バイオセラピーと拡大装置で改善
- 8歳4ヵ月、女児　・主訴：前歯の歯並びが気になる

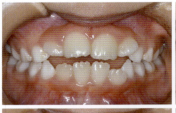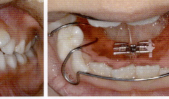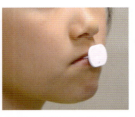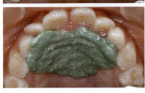
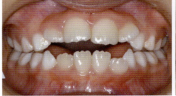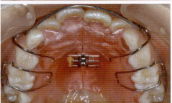

図⓫　初診時8歳4ヵ月、女児。舌癖が認められないため、タングガードなしの拡大床装置を上下開始。バイオセラピーは前歯の咬断運動と口唇の閉鎖のためのポカンXを指導した

図⓬　8歳8ヵ月。上：口蓋押し付け時。下：嚥下時。舌癖予防のためにガムトレーニングを開始した。ガムの形は口蓋へ若干流れるものの、舌圧は弱いと判断された。引き続き、トレーニングを行うように指導した

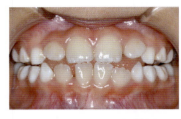

図⓭　9歳2ヵ月。開咬が改善されてきた

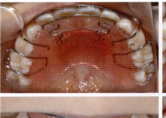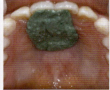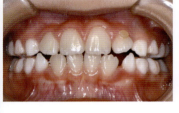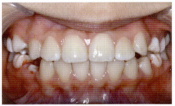
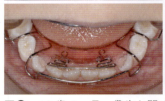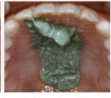

図⓮　10歳4ヵ月。叢生と開咬が改善。上下顎を閉鎖型の床装置に交換した。側切歯の歯軸がよくないため、引き続き咬断運動を指導。中央上：ガムトレーニングの確認。口蓋押し付け時。中央下：嚥下時。ガムの形が顕著に口蓋へ流れる。舌圧と嚥下時の舌の動きが改善していると判断される

図⓯　11歳10ヵ月。歯軸も被蓋も改善が認められた

症例4　混合歯列期後期、マルチブラケットで改善
- 患者：6歳3ヵ月、女児　・主訴：前歯の入る隙間がない

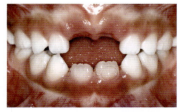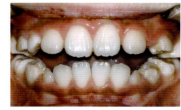
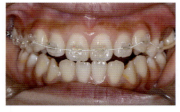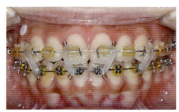

図⓰　初診時6歳3ヵ月、女児。早期に拡大床装置とバイオセラピーで治療

図⓱　9歳5ヵ月

図⓲　12歳10ヵ月。開咬の改善が見られないため、マルチブラケットを用いた治療へ移行

図⓳　14歳1ヵ月。顎間ゴムで開咬を改善中

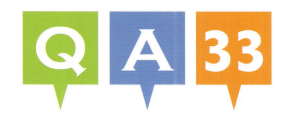
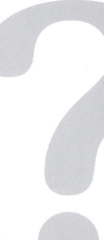

トレーニングは、床装置を入れたまま行うの？

　基本的にバイオセラピーを行う場合は床装置を外します。姿勢を正したり、口を閉じたりなどの悪習癖を改善する場合は、床装置を入れたまま行うことはできますが、チューブやガムトレーニングなどの口腔内を中心に行うバイオセラピーのトレーニングの場合は床装置を外します。固定式の装置の場合は支障がなければそのまま行ってもらいます。

　トレーニング時に床装置を入れたまま咬合することで、クラスプの破折や床の破折などのリスクを伴います（図1）。床装置は1日14時間以上口腔内に装着するのが基本ですが、逆をいうと10時間は外すことができます。食事やトレーニングの時間を差し引いても、十分に装着時間を確保できます（図2）。

　また、患者さんが「床装置を入れる時間が長いので、なかなかトレーニングの時間をとれない」と、トレーニング不足の言い訳をする場合があります。それをそのまま歯科医院側がよしとしてしまうと、思うような治療結果を得られない場合、保護者は歯科医院の責任と考えます。

　床装置の装着時間も同じですが、「たいへんなのはわかる」という理解を示したうえで、「それでもトレーニング時間や装着時間が少ないと、治療の効果が出ない。時間が確保できない場合は、この治療法は向いていない」と説明し、どこで時間を確保できるかを一緒に考える、相談に応じる姿勢を示すことが必要です[1]。

【参考文献】
1）大河内淑子，大澤亜弓，鈴木晴子，田中幹久：なぜ？からはじまる 床矯正治療のQ＆A 1st step. 鈴木設矢（監），デンタルダイヤモンド社，東京，2014：123.

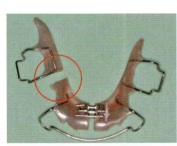
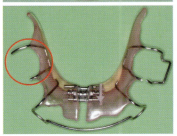

図❶　上：床破折、下：Cl破折

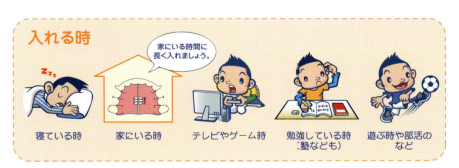
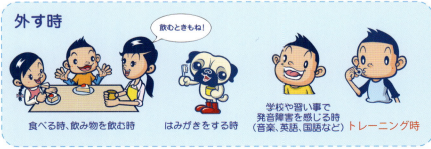

図❷　床装置を入れるときと外すとき（床矯正研究会オリジナル冊子より引用）

Q&A 34

患者さんに指示したトレーニングが続かないとき、どうやってモチベーションを上げればよい？

バイオセラピーは、継続することで効果が期待できます。指導時は、患者さんの「治したい」という気持ちが強いのでモチベーションも高いのですが、やる気はだんだんと下がってきます。術者がいくら促しても、やる気のない患者さんに続けさせることは難しいです。しかし、続けたい意思のある患者さんが続けやすい方法を一緒に考えることは必要です。

1．トレーニングを変更する

トレーニングの変更は、患者さんが新鮮な気持ちで治療に望めるというメリットがあります。そして、毎日の生活にトレーニングを組み込んで習慣化させることが、その継続に繋がります。当院では患者さんにカレンダー（図1）を渡し、床装置の装着時間やトレーニングなどを記録してもらいます。毎日記録をつける習慣がトレーニングの継続にも繋がります。

2．トレーニングの時間やタイミングを相談する

習慣化させるために、トレーニングを行う時間やタイミングを患者さんと話し合うことも、モチベーションのアップになります。トレーニングのタイミングは、床装置のネジを巻くときや、携帯電話のアラーム機能などを利用している患者さんもいます。その他、毎日行うこと（歯磨き、テレビを観るとき、ゲームの間など）とセットにすると、習慣化しやすくなります（図2）。

そのほか、習慣化の法則として、やりたくないものと関連づけるよりも、やりたいものに関連させたほうがより習慣化されやすいようです。たとえば、ポカンX（オーラルアカデミー）を使用するとき、勉強中に使用する習慣をつけようとしても、勉強したくない子どもにとっては、さらにトレーニングもしなければならないというネガティブな気持ちになり、どちらもダメになってしまいがちです。反対に、ゲーム機などとポカンXを関連づけることで、子どもはゲームをやりたい一心でポカンXを使用し、習慣化しやすくなります（図3）。このように、自発的に出るモチベーションに関連づけることで、習慣化を促しやすいのです。

●

バイオセラピーは、患者さん自身が治したいという気持ちによってモチベーションが上がります。低年齢の場合は、本人と保護者のモチベーションを上げ、ある程度自分の状態がわかるようになったら、患者さん自身に現状となぜそれが必要なのかの説明を行います。バイオセラピーを含めた床矯正治療は、患者さん主導です。勉強と同様、本人や家族の意思がないと効果は得られません。患者さんがやる気にならず、治療が進まない状況で停滞している場合や、病態が悪化する場合は中断や紹介、治療法の変更などの相談が必要です。

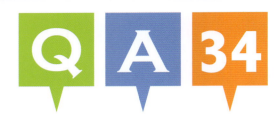

図❶　オリジナルカレンダー（オーラルアカデミー）

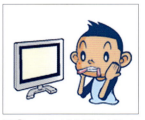

図❷　テレビを観ながらトレーニングをしている例

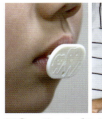

図❸　ポータブルゲーム中にポカンXを使用している例

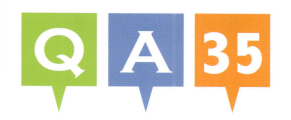

トレーニングと食育指導のどちらを優先すべき？

　トレーニングと食育指導は、基本的に併用するものです。食育指導はほぼすべての患者さんに行い、トレーニングは必要なものを指導します。

　生理学者の河村洋二郎先生は、生理学的観点から、「プラスチックの器械を口に入れて訓練し、そのトレーニング効果を期待するのであれば、毎日3回の食事においてよく噛むという行為が最も生理的に自然な訓練である」[1]と述べています。

　成人が1日に摂取する食物量は2.5kg強です。これを1年に換算すると、約1tです。この量が10cmに満たない口腔から摂取されていることを考えると、食事において、口腔機能が担う働きとその影響は多大であると感じられます。患者さんにこのことを伝えて、食事の役割を再認識してもらいます。

　また、バイオセラピーは続けなければ意味がありません。毎日のトレーニングは1回に約10分程度ですが、食事は1回30分かけるとすれば、朝・昼・晩と合計90分にもなります。総合的な時間を多くかけられるのは食事の時間であり、トレーニングを忘れても食事を忘れる人はいません。毎日の食事の時間もトレーニングだという意識をもって取り組むと効果的であると、保護者に説明しましょう（図1）。

　また、バイオセラピーは叢生などの歯列不正が起こってからの指導だけでなく、歯列不正が起こる前の予防的な指導としても行えます。複雑なトレーニングが難しい低年齢の小児などは、まずは食育を指導します。手摑み食べを始めたころから前歯を使った食事をさせるなど（図2）は、バイオロジカル的な咬合育成を促します（詳細は第5章参照）。

【参考文献】
1）河村洋二郎：口と生活．口腔保健協会，東京，1994.

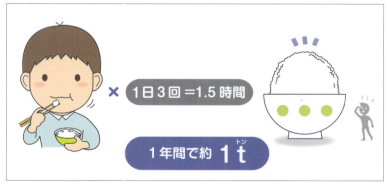

図❶　食事の時間もトレーニングという意識をもつと効果的

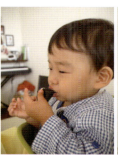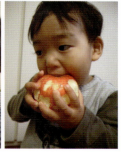

図❷　1歳6ヵ月。海苔巻きやリンゴをかじるのも、前歯を使った立派なバイオセラピー

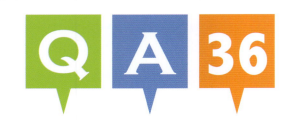

いろいろあるトレーニングのうち、どれを優先させるべき？

トレーニングは漠然とやるのではなく、口がぽかんと開いている子にはポカンX（オーラルアカデミー）などの口腔周囲筋のトレーニングというように、必要に応じたものを選択すべきです。また、扁桃肥大や鼻炎による口呼吸で口が開いている患者さんには、耳鼻科への通院を促したり、鼻の通りがよくなるトレーニングを行うことが必要です（Q18参照）。

さらに、同じ目的のトレーニングでも、器具を使用するものとしないものがあります。まずは器具を使用しない簡便なものから始め、必要に応じて安価なトレーニング器具を勧めましょう。それでも効果が認められなければ、トレーニング器具の種類を増やしたり、他の装置を併用することなどを検討します。

鈴木歯科医院において、指導の頻度が高いトレーニングを表1に列挙します。

● **原因の探求とトレーニング開始のタイミング**

なぜその歯列になったのか、どうしてその態癖やトレーニングが必要な機能不足に陥ったのか、その原因を探すことも治療の一つです。

たとえば図1のように、上顎の側切歯の干渉により、下顎の前方への成長が阻害されている場合などは、バイオセラピーと一緒に、早急にメカニカルな治療が必要です。

また、食育はすべての患者さんに行いますが、症例によっては指導のタイミングをよく検討したほうがよい場合もあります。図2～4のように、反対咬合の小児に関しては、前歯の咬断運動を指導すると、上顎前歯の前方成長に伴って下顎体がさらに前方へと移動しやすくなります。そのため、前歯部の反対咬合の場合は、改善するまで咬断運動を中心とした食育の指導は行いません。前歯部が改善して、初めて食育の指導を行います。

また、チューブトレーニングなどが必要とされる場合も、反対咬合が改善してから食育指導を行い、切端咬合時などに必要であればチューブを下方から差し込み（図5、6）、できるだけ下顎体が前方へ移動することを防ぎます。

表❶　鈴木歯科医院で使用頻度が高いトレーニング。どれも簡便で取り組みやすい

●口腔周囲筋のトレーニング
リマインダーシール、ポカンX、あいうべ体操
●舌のトレーニング
タッチスティック、ガムトレーニング
●噛む機能のトレーニング
チューブトレーニング

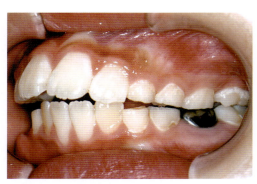

図❶　|2 が下顎と干渉している

症例	・初診時7歳4ヵ月、女児 ・主訴：前歯の反対咬合

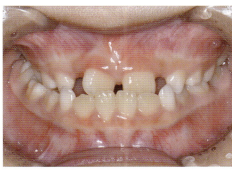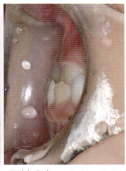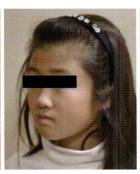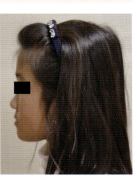

図❷　初診時7歳4ヵ月、女児。主訴は前歯の反対咬合。メカニカルな治療を開始

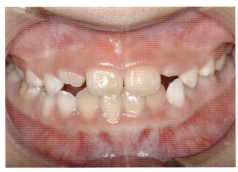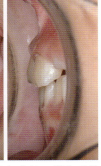

図❸　7歳11ヵ月、被蓋が改善した。このときに、初めて前歯の咬断運動を指導した

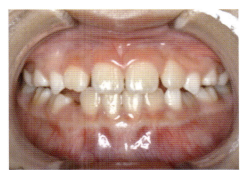

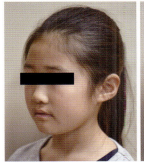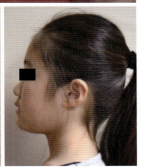

図❹　8歳7ヵ月、顔貌も変わってきた

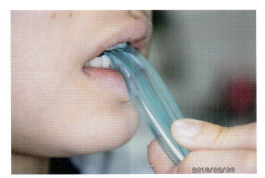

図❺　切端咬合の場合は、チューブトレーニング実施時に必ず下からチューブを入れる（足立徹先生考案）

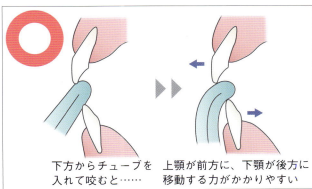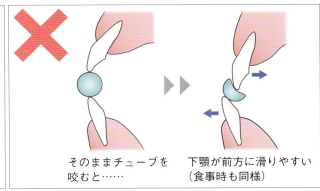

図❻　切端咬合の場合のチューブトレーニング

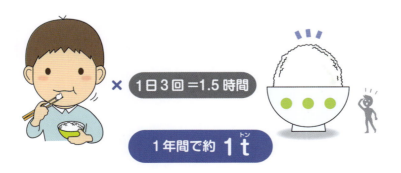

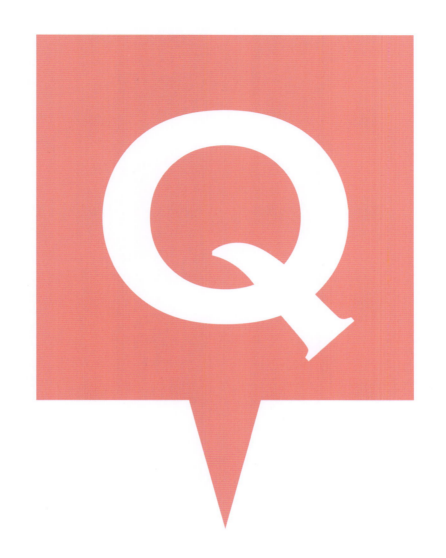

第5章
バイオセラピーと食育

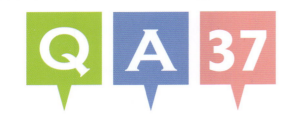

具体的な食育の指導を教えてください

　「正しい食べ方」は、「正しい顔の成長のための食育」と同じです。まずは食事環境の見直しについての指導が必要と考えます。具体的には、はなだ歯科クリニックでは以下の5項目を患者さんに指導をしています。

1．正しい姿勢で食事をする

　食事中、足は床に付いていますか？　食事中の姿勢はとても大切です。最近は椅子に座ってテーブルで食事をする家庭が多くなっています。子どもが大人と同じ椅子に座り、足がブラブラしてしまっていることが多いようです（図1）。これでは姿勢が悪くなり、咀嚼時に力が入りません。また、足が付いていない状態では体が不安定になり、猫背になってしまいます。椅子に座って食事をする場合は、膝が90°に曲がっていて、足の裏が床にしっかり付いていること、付かない場合は足置きのある子ども用の椅子、または踏み台や電話帳などを用い、足の裏がしっかり付く環境を作ってあげるか（図2）、正座をさせましょう（図3）。

2．食材を選ぶ

　「よく噛む」というと、どうしても硬いものを想像しがちです。保護者に「子どもが硬いものを嫌がって食べません」と言われることもありますが、硬いものではなく繊維質のもの、噛み応えのあるもの、たとえば野菜や肉などを多く摂るように伝えましょう。また、噛む回数を増やすために、食材は小さく切らず、大きく噛み応えが残るように、煮込みすぎないように調理することも大切です。大きさの基準は人それぞれですが、目安としては口の幅より大きいかどうかで、これなら必ず前歯を使って噛むことができます。

　前歯は包丁と同じ役割をします。保護者が包丁を使えば使うほど、自分の包丁である前歯を使う回数が減ってしまいます。保護者には、「『手抜き』をして、切る回数を減らしてください」と伝えましょう。食材を大きくすることで、前歯で噛み切り、奥歯ですりつぶして歯をしっかり使えます。子どもの好きな食材で、たくさん噛ませてください。

　「硬いものを噛むと歯並びがよくなるのは本当ですか？」と質問を受けることがありますが、それだけではありません。硬いものは前歯を使わず、奥歯ばかり使ってしまいます。歯は、前歯、犬歯・小臼歯、臼歯の3つに分かれ、それぞれ役割があります。食べるための役割は、歯の形態によって違うのです。まず一口目は、前歯でかぶりつき、1口分の大きさに食べ物を噛み切り（咬断運動）ます。噛み切ったものは犬歯・小臼歯に運ばれ、砕き（粉砕運動）、臼歯ですり潰します（臼磨運動）。臼歯ですり潰した後は、舌咽神経が刺激され、舌の運

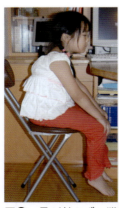

図❶　足が付かず、猫背になっている

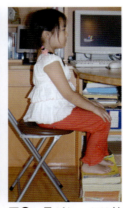

図❷　足がしっかり付いて、背中もきれいに伸びている

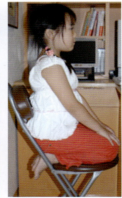

図❸　足が付かない場合は正座させてもよい

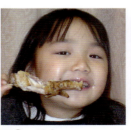

図❹　前歯でかぶりつくことが大切

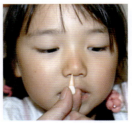

図❺　前歯ってこんなに長い！

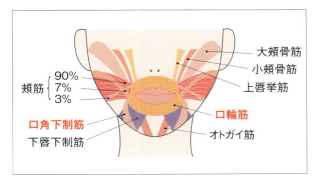

図❻　口の周りの筋肉

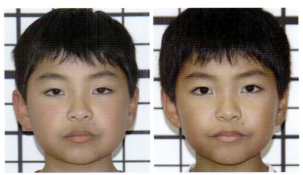

図❼　わずか3ヵ月間で顔に変化がみられた。口元だけではなく、目や鼻も変わってきた

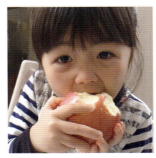

図❽　目安は口の幅より大きいもの

動によって咽頭へ送られます。

歯にもそれぞれ役割があり、前歯から奥へと機能を正しく使うことがとても大切です。硬いものだけではなく、繊維質のもの、噛み応えのあるものも摂り、歯の機能を正しく使いましょう。

3．前歯でかぶりつく

小さく切られた食材や、軟らかい食事で前歯を使わない食事が増えています。それによって、前歯を使っていない子が増えました。上顎前歯は噛み切るための歯です（図4）。上顎前歯の根は長く、鼻のすぐ下まであります（図5）。したがって、前歯で噛むことで、歯根を通して上顎骨に噛む刺激が伝わり、上顎が成長して顔が変化していきます。

顔の70％が上顎でできているので、前歯を使い、しっかりかぶりつくことによって目や鼻も変化します。前歯でかぶりつくことで上顎骨が発育し、口の周りの筋肉（口輪筋）も発達します（図6、7）。つまり、前歯を使わなければ、上顎骨に十分な成長刺激が伝わりません。顔の成長には、前歯を通しての上顎骨への成長刺激が必要です。一口で食べられない大きさのもの、たとえば、骨付きの肉、海苔で包んだおにぎり、1/4程度に切ったりんごなど、1食につき1品は前歯でかぶりつくものを食べるように指導しましょう（図8）。

4．食卓から水やお茶をなくす

水やお茶を食卓に出さないことも重要です。水分を摂りながら食べると、噛まずに飲み込んだり、流し込んだりして、噛む回数を減らしてしまいます。「水分がないと食べものが喉につかえませんか？」と心配する保護者もいますが、食べものが口に入るとその刺激によって口の周りにある唾液腺が刺激され、唾液が出ます。噛めば噛むほど唾液がたくさん出てくるので、食べものを飲み込むには料理の水分と唾液で十分です。

水やお茶などの飲みものを与えるのであれば、食前か食後にしましょう。保護者から、「食事中に水を飲みたがります。どうすればよいですか？」と聞かれることがあります。どうしても食事中に水を飲みたいのであれば、自分でキッチンに行って飲むように習慣づけ、食卓に置かないだけでもずいぶん改善します。また、子どもが水を飲みたがる家庭は、保護者が水やお茶を飲みながら食事をしていることが多いです。

子どもだけの環境を見直しても、なかなか改善できません。食事環境の見直しには家族の協力が必要です!!　家族みんなで取り組むように指導しましょう。

5．15分以上かけて、リズミカルに噛む

食事は運動です。食事の時間は15分以上とることが必要です。ただし、テレビを観ながらダラダラ食べるのは止めるように伝えます。

食事では、咀嚼運動のリズムが大切です。噛み応えのある食材を選び、歯根膜に噛むリズムを覚えさせましょう。

以上の5つについて、はなだ歯科クリニックでは重点的に指導してします。食事環境の見直しは、正しい成長を促し、正しい発育刺激を与えることから、非常に大切な指導です。とくに大切なのは、前歯をしっかり使い、上顎を成長させることです。そうすることで、口元だけではなく、目や鼻も変化してきます。

【参考文献】
1）鈴木設矢：GPのための床矯正・矯正のすすめ．デンタルダイヤモンド社，東京，2008．
2）鈴木設矢：GPのための床矯正・矯正のすすめ 活用編．デンタルダイヤモンド社，東京，2012．

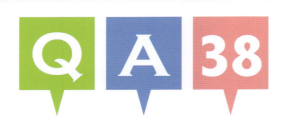

保護者が子どもはよく噛んでいると主張したり、食育に関心がない場合、どう説明すればよい？

日ごろから、歯列だけではなく、下顎前歯切端や顔の成長もしっかり観察しましょう。下顎前歯は6歳前後に萌出し、直後の状態は、先端がギザギザしている発育葉（図1）が認められます。これを正しく使っているとだんだんとすり減り、半年から1年くらいでなくなります。萌出してから1年以上経っても下顎前歯に発育葉を認める場合は、前歯がきちんと使われていない、噛んでいない（かぶりついていない）状態を表しています。きちんと前歯を使って噛んでいれば、前歯の切端は咬耗します（図2）。説明時は、患者さんに鏡を持って自分の目で実際に見てもらい、さらに指で触れて自覚してもらいましょう。

1．顎の成長・発育

『顔面の成長と整形』[1]によれば、「6歳児で上下顎骨は成人の大きさの80％を示し、思春期成長期のスパートは緩徐なものである」と記載されています[2]。この時期に歯が生え換わり始めますから、しっかり歯を使っていないと顎が適正な大きさに発育せず、歯はきれいに並びません。歯並びが悪くなる原因の多くは、6歳までの顎の成長不足にあります。6歳までに顎が適正な大きさに発育していないと、歯が生え換わるにつれて徐々に歯並びが悪くなってしまいます。顔の成長時期にバイオセラピーで歯を正しく使い、しっかり噛むことで、顎は正しく成長し、歯は正しく並び、正しい咬合を獲得できる可能性は高まると考えます（図3）。

2．顔の成長・発育

図4の子どもの顔の成長はどうでしょうか？　口がぽかんと開いていたり、への字口になっていませんか？　顎に梅干し状のシワができていませんか？　目が垂れていたり、目の下にシワはありませんか？　正面から見たとき鼻の穴が目立ちませんか？

このような顔つきの子は、しっかり噛んでおらず、口の周りの筋肉（口輪筋）が刺激されていないので、本来の顔に成長できていません。口輪筋は目や頬の筋肉と繋がっています（図5）。しっかり前歯を使って噛み、口を動かすことで、口輪筋が活性化され、口輪

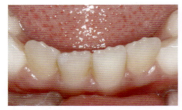

図❶　先端がギザギザしている発育葉を認める

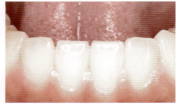

図❷　前歯をしっかり使っていると、発育葉がすり減ってくる

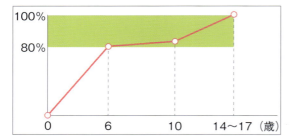

図❸　6歳までに80％の成長が完成する。6～10歳までは少し減速し、10歳から成長がスパートする

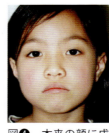

図❹　本来の顔に成長できていない例

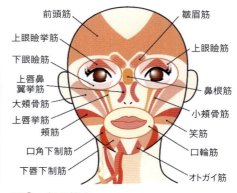

図❺　顔の筋肉

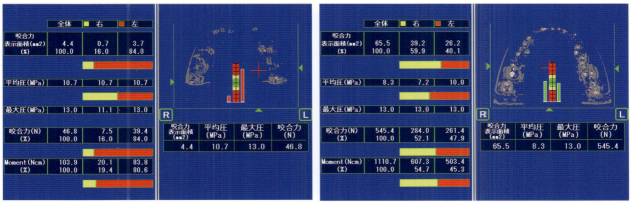

図❻ オクルーザーによる検査結果例。左：治療前、右：治療後

筋を正しく使うことにより、顔の表情筋が活性化し、顔が正しく成長します。正しく噛むことは、歯並びだけでなく、顔の成長にも関係しています。

正しく噛むことは、歯並びには関係があっても、顔の成長には関係ないと考えている保護者がほとんどです。なぜ、顔の成長に問題が起きているのか、保護者と一緒に考えましょう。関心のない方も、他人事ではないと考え始めてくれます。

3．検査結果などの活用

検査結果を数値化して見せるのもよいと思います（図6）。オクルーザー（ジーシー）による検査は、どこが噛んでいて、どこが噛んでいないのかが、数値として見てとれ、咬合力は200N以上あるか（中学生以上であれば300N以上が目安）、前後のバランスは悪くないか、左右のバランスは悪くないか（左右差は10％以内）など、データを見せながら説明すると、保護者も納得しやすいです。オクルーザーがなければ、実際に患者さんや保護者に咬筋を触ってもらい、噛み締めたときの咬筋に力こぶができるかどうかを確かめてもらい、自覚を促すのもよいアプローチだと思います（図7）。

4．適切なアプローチ

こういったケースだけではなく、保護者が納得しない場合や、関心がない場合は、アプローチ法に問題があることがあります。たとえば矯正治療を説明する際、患者さんや保護者が自分の歯並びに問題を感じていなければ、いきなり治療法を説明しても、患者側はそれを受け入れることができません。

「床矯正治療という、歯を抜かずに顎を拡げて治す方法があるのですが……」というような説明では、歯並びの問題に気づいていない保護者には受け入れられません。まずは歯並びの問題を指摘し、その原因について説明します。「歯が並ぶスペースが足りません。こ

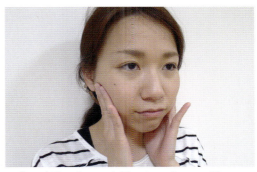

図❼ 咬筋の力こぶを用いたアプローチ例

れは顎を含む顔の成長が不足しているからです……」と、患者側に気づきを与え、自分たちが抱えている問題として考えてもらえるようなアプローチから始めてみましょう。

治療法よりも、まずは原因を考えること。そうすれば、保護者も患者本人も納得して受け入れやすくなります。そして、自分のこととして受け止めてもらえれば、食事指導や悪習癖の改善などのバイオセラピーも積極的に行ってくれやすくなります。

●

興味、関心のない方、納得しない方には、現状への問題提起を行い、一緒に考える姿勢を示すと、自分のこととして受け止めてもらいやすくなります。私たちにできるのはヘルプではなく、サポートです。ちょっとした気づきを与え、子どもや保護者のやる気を引き出すことが、私たちの一番の仕事ではないでしょうか。

【参考文献】
1) Van der Linden, 三浦不二夫, 黒田敬之（共訳）：顔面の成長と整形．クインテッセンス出版，東京，1988．
2) 鈴木設矢：GPのための床矯正・矯正のすすめ．デンタルダイヤモンド社，東京，2018．
3) 鈴木設矢：床矯正・矯正治療の手引き．床矯正研究会，東京，2002．

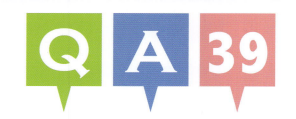

食育とは栄養バランスのこと？

今日の日本人における食の乱れを表す言葉に、「こ食」があります。NPO日本食育インストラクター協会理事長・服部幸應先生は、現代の食のあり方を象徴的な6つの「こ食」で表しています[1]。

『「こ食」にもいろいろな「こ食」があります。幼児から一人で食事をとる「孤食」、好きなものだけを食べる「固食」、女の子に多い「小（少）食」、塩分や糖分過多の「濃食」、日本古来の主食である米ではなくパン食に偏った「粉食」、家族それぞれが違ったものを食べる「個食」です。これらの食事形態は、栄養的にも偏り、食欲が減退するといわれています。6つの「こ食」は心と体に赤信号の食べ方です。こうした食習慣の定着は協調性の欠如や、俗にいう"キレやすい"状態を誘発しかねません。

「食育」の文字の構成は「人」「良」「育」と書くように、食育とは、栄養バランスだけではなく、「人を良く育てる」、つまり食育の目的は「食」を通して心身を健やかに育てることです。家族の食卓はただ単に食事をするためだけの場ではなく、子どもたちの身体と心を育てる大事な教育の場です。

国民が生涯にわたって健全な心身を培い、豊かな人間性を育むことができるようにするため、2005年6月10日に食育基本法が成立しました。『「食育」とは、生きる上での基本であって、知育・徳育・体育の基礎となるものであり、さまざまな経験を通じて「食」に関する知識と「食」を選択する力を習得し、健全な食生活を実践することができる人間を育てることです』[3]

近年、浸透している「食育」とは、食材の教育、食べ方や栄養バランスの教育と受け止められがちですが、床矯正治療における「食育」は、違う意味も含んでいます。それは、栄養バランスを整えるだけではなく、しっかり噛んで食事をすること、正しい食べ方＝正しい顔の成長のための食事、「心と身体」のための食生活、食事環境の見直し、悪習癖の改善についての指導です。

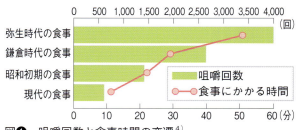

図❶ 咀嚼回数と食事時間の変遷[4]

正しく食べるための食育、その第一歩は「噛む」ことです。ところが、軟らかい食べ物が増え、咀嚼力が衰えつつある現代人の食事では正しく噛めません。水やお茶など水分を摂りながらの食事では、しっかり噛まない「流し食べ」も多くなり、それでは当然噛む回数は少なくなります。現代人の咀嚼回数は、弥生時代の1/6で、戦前の半分以下だといわれています（図1）[4]。軟食文化の現代、正しく噛むためには、まず食事環境の見直しが必要です。噛むというと硬いものを想像しがちですが、繊維質のものや歯応えのあるもので噛む回数を増やすことが大切です。

家庭での日々の食事は、食育の絶好の機会です。家庭での食事環境を見直し、日々の食事をよく噛むように促すことで、歯だけではなく、顎や筋肉、骨に刺激を与え、正しい顔の成長、歯並びに繋がります。それがまた、よく噛めることに還元されます。栄養バランスだけではなく、正しく噛める食事環境の見直し、正しい顔の成長のための食事指導が、床矯正治療における食育であると考えます。

【参考文献】
1) 服部幸應：LOCUS MOOK 笑う食卓シリーズ 服部幸應の食育の本．ローカス，東京，2007．
2) 鈴木設矢：月刊鈴木設矢．デンタルダイヤモンド社，東京，2014．
3) 食育基本法：内閣府ホームページ．http://www8.cao.go.jp/syokuiku/about/law/law.html
4) 柳沢幸江：そしゃくで健康づくり 育てようかむ力 ビジュアル版見てわかるすぐ使える楽しい食教材．少年写真新聞社，東京，2004．

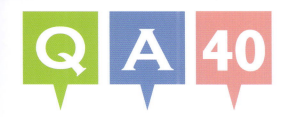

バイオセラピーに適したレシピとは？

　忙しいお母さんたちに、「前歯でかぶりつく食事」や「噛み応えのある食事を作ってください」と指導しても、実際にどのようなものを作ったらよいか、悩んでしまうことも多いようです。新たに前歯でかぶりつく食事を考えるのではなく、いつもの食事を「噛む」食事に変化させるように指導します。

　以下、実際に患者さんに指導している例です。

①まずは、食材に包丁を入れる回数を減らしてください。手をかけて子どもたちが食べやすいように料理をするのではなく、お母さんが「手抜き」をしてください。お母さんが細かく切れば切るほど、子どもたちは自分の包丁である前歯やすり潰すための奥歯が使えなくなります。口の幅より大きいものを目安に、いままでよりも大きく切ってみてください（図1）。

②口の中でとろけるような料理もおいしいですが、噛み応えを残すために、煮込む時間をいままでより5分でもよいので短くしてください（食中毒に配慮し、しっかりと加熱調理しなければならない食材は除きます）。それだけで噛み応えのある食事へと変わり、前歯も奥歯もしっかり使うことができます。

③前歯を使って「ガブリ」、時には前歯で「ポリポリ」、硬いものは「ガジガジ」「モグモグ」と、前歯も奥歯も万遍なく使うことが大切です。そうした食事が、子どもたちの顎や顔をしっかり成長させます（いつもの食事を「噛む」食事に変化させるイメージができない保護者には、図2のような料理本を見せて指導するのも理解が深まります）。

④たくさんの料理本や、いろいろな野菜、珍しい食材がスーパーなどで手に入るようになりました。家族で新しい料理へ挑戦することは子どもたちの味覚の成長にも繋がります。

⑤子どもたちと一緒に台所へ立ったことがありますか？　お母さんと一緒に料理することで、子どもたちは作る楽しさを覚え、食への感謝の気持ちも生まれます。ぜひ、一緒に作ってみてください。

　上記のような説明を患者さんの年齢や保護者の理解度を考慮しながら、個々に合わせて指導します。

【参考文献】
1) 大河内淑子, 鈴木設矢, 田邊慎一郎：よくかむ日曜日ごはん vol.1. オーラルアカデミー, 東京, 2010.
2) 大河内淑子, 鈴木設矢, 田邊慎一郎：よくかむ日曜日ごはん vol.2. オーラルアカデミー, 東京, 2014.

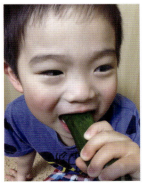

図❶　子どもが前歯を使って食べるように促す

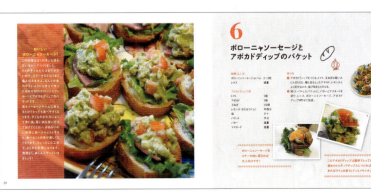

図❷　レシピ例（参考文献1)より転載）

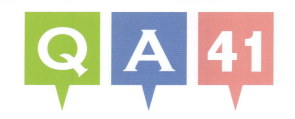

患者さんにおすすめの食育関連の本は？

食育の指導では、患者さんに伝えたいことがたくさんありますが、すべて説明していると時間がかかってしまいます。一般開業医では、チェアーサイドで指導に割ける時間はそう長くはないでしょう。鈴木歯科医院では、食育について要点のみを患者さんに伝え（第5章参照）、あとはオリジナル小冊子（図1）や食育関連の本などを読んでもらうようにしています。チェアーサイドで説明しきれない内容が載った本の紹介は、患者さんの理解を助けるよい方法の一つです。

他の治療もそうですが、小児の治療において、食育の指導対象は保護者（おもに母親）と小児自身の2つに分けてアプローチを考える必要があります。

1．保護者へのアプローチ

保護者、とくにお母さんたちが毎日作る食事は、食育の絶好のチャンスです。家庭での食事環境や内容を変えることで矯正治療は始まりますので、保護者の意識改革も非常に大切です。初診時には「がんばります」とおっしゃっていたお母さんたちも、時間が経つにつれてモチベーションが下がりがちです。生活習慣を変えることは、それだけたいへんなのです。

そこで、筆者らは保護者に食育のモチベーションを上げてもらいたいとの思いから、『よくかむ日曜日ごはん vol. 1 & 2』（オーラルアカデミー：図2）を作りました。このシリーズでは、具体的なメニューや食育のコラムなどを載せ、お母さんたちが読んで実践しやすいように工夫しました。また、時間が経って忘れてしまったチェアーサイドでの指導をお母さんたちに思い出してもらい、子どもたちの生活習慣を楽しく改善するモチベーションへと繋げてほしいとの思いもこめました。実際、待合室に置くと、お母さんたちは子どもの治療を待つ間に熱心に読んでくれます。そして、面白い反応として、一般診療で通う年配の男性が、「孫を育てている娘に読ませたい」と購入されることもあります。このような本を通じて、歯科医院から食育が広がっていくのはうれしいかぎりです。

2．小児へのアプローチ

小児へのアプローチとしては、読んでもらいたいお勧めの本（図3）を待合室に置いています。自分の歯のことや食べることに関心をもってもらえる構成になっている本は、読みものとしても子どもたちに人気があります。その他、小学校高学年以上の子どもたちに人気なのは漫画です。とりわけお勧めなのは『玄米先生の弁当箱』と『ひよっこ料理人』（いずれも魚戸おさむ・著、小学館、図4）です。食や料理に関してのさまざまなエピソードのなかに、よく噛むことの大切さの話も出てきますので、楽しみながら食に関心をもってもらえます。

実際に時間をかけて食育の指導をしても、保護者や子どもたちは日々の生活のなかでその内容を忘れてしまいます。一度指導したからと終わりにせず、何度も繰り返し指導し、待合室でのこうした本でのアプローチも並行して再認識の一助とすることも大切です。

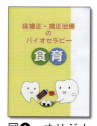

図❶　オリジナル小冊子

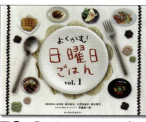

図❷　『よくかむ日曜日ごはん vol. 1 & 2』（オーラルアカデミー）

図❸　待合室にお勧めの本

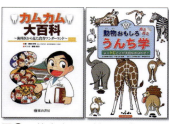

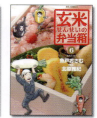

図❹　漫画からも食育を学べる

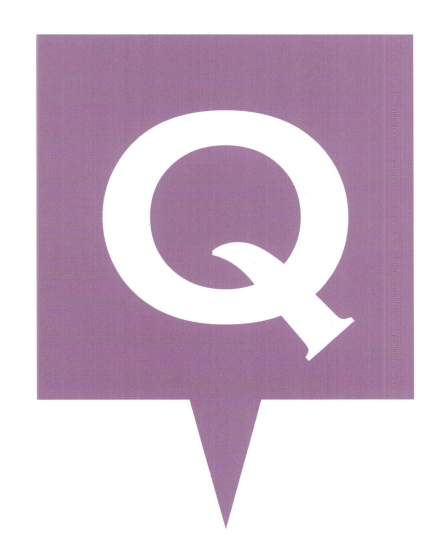

第6章
バイオセラピーとメカニカルな治療の併用

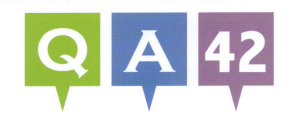

バイオセラピーはメカニカルな治療と併用できる？

　床矯正治療の基本は、メカニカルな治療とバイオロジカルな治療（バイオセラピー）という概念に分けられます。これらはそれぞれ単独で行うのではなく、組み合わせて行うことによって互いに効果を発揮できます（図1、2）。そのため、バイオセラピーとメカニカルな治療は、基本的には併用するものと考えます。

　とくにバイオセラピーである食育と生活習慣の改善は、原則としてすべての初診の患者さんに指導し、初診日から患者さんが始める基本的な治療です。そのうえで、必要な装置やトレーニングを選択し、治療の効果を上げていきます。

　たとえば、メカニカルな開咬治療の後でも、後戻りを防ぐためには舌の機能改善が不可欠です（図3～6）。また、若干の開咬でも、タングガードなしにメカニカルに拡大し、バイオセラピーを指導することで開咬が治癒することもあります（詳細はQ32参照）。

　不正咬合の原因は、複雑な要因が絡み合って、結果として現症が起こっています。そのため、初診時からその要因を特定することは、小児の成長段階の治療において難しいといえます。そのため、診査・診断で考えられる要因に対する治療を行い、成長段階でその結果を考察しながら、そのつど治療方法を軌道修正や追加することで、よりよい結果へと結びつけていくことが必要です。

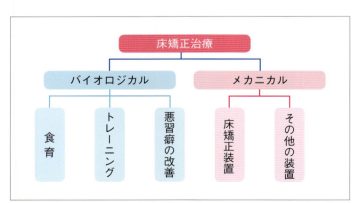

図❶　床矯正治療で対応する2つの処置（月刊鈴木設矢．デンタルダイヤモンド社，東京，2014より引用改変）

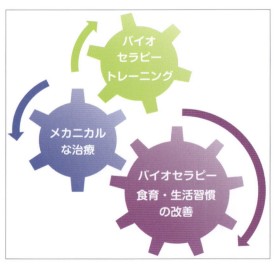

図❷　いろいろな治療は単独で効果を発揮するのではなく、それぞれが互いに作用して効果を発揮していると考える。成長に合わせて治療を組み合わせていくことが必要

症例	メカニカルな治療とバイオロジカルな治療を併用
	▪患者：6歳7ヵ月、男児　▪主訴：上下顎前歯叢生、スペース不足

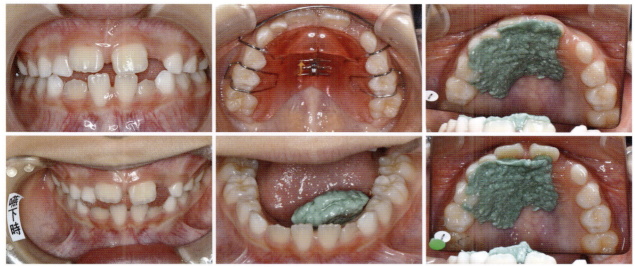

図❸　初診時6歳7ヵ月、男児。嚥下時に前歯の突出癖が認められるため、上顎タングガード付きの拡大床装置とガムトレーニングによるバイオロジカルな指導を行う。下顎の叢生はバイオロジカルに経過観察を行う

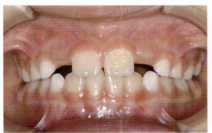 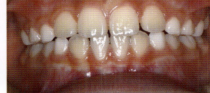 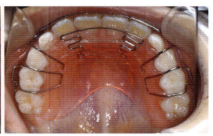

図❹　7歳3ヵ月。開咬は改善している　　図❺　8歳8ヵ月。閉鎖型床装置へ変更

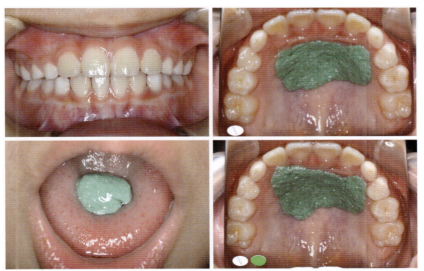

図❻　開咬と下顎の叢生はバイオロジカルに改善した。ガムトレーニングにおいても変化が認められる

Q&A 43

バイオセラピーだけで治るのは具体的にどんな症例？

　低年齢の小児の治療において、口腔周囲筋や習癖、生活環境に問題があり、それが歯列の育成に対して影響を及ぼす要因となるのなら、まずはバイオセラピーを実施します。

　その後、必要に応じて、患者さんに適切なバイオセラピーやメカニカルな治療を選択すべきです（図1～3）。

　また、バイオセラピーはQ09で述べたように、患者さんの努力に依存します。その習癖が直接の原因であっても、患者さんの協力が得られない場合は治療としての効果は期待できません。

　指しゃぶりによる開咬や低位舌による早期の機能的な反対咬合に対しては、バイオセラピーで効果が認められる場合があります（図4～8）。また、成長とともに他の習癖（舌癖など）や他の疾患の併発が認められるのであれば、メカニカルな治療が必要となります。

　床矯正治療はバイオセラピーを行うことが基本ですが、それだけで治すことに固執するのではなく、年齢や症例など、必要に応じてメカニカルな治療も取り入れることが必要です。そして、生体はプラモデルではありませんので、バイオセラピーのみならず、常にその治療に対する生体の反応を観察し、機能的要因と環境要因を継続的に評価しましょう。必要に応じて、治療の軌道修正を判断できるように、毎回の写真撮影が重要となります。

症例1　舌小帯切除とバイオセラピーで経過観察
- 4歳4ヵ月、女児　　・主訴：永久歯の並ぶスペースがあるか心配

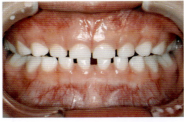 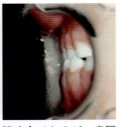 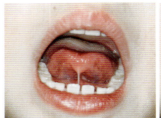 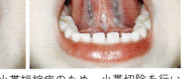

図❶　初診時4歳4ヵ月、女児。切端咬合であるが、歯間空隙があるため、バイオセラピーで経過観察を行った。

図❷　5歳10ヵ月。舌小帯短縮症のため、小帯切除を行い、引き続きバイオセラピーを行った（左：切除前、右：切除後）

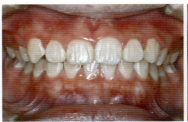 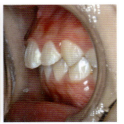

図❸　12歳2ヵ月時。永久歯列への生え換わりも問題ないが、被蓋が若干深いので、バイオセラピーを指導しながら経過観察を行う

症例2　バイオセラピーの組み合わせで反対咬合と被蓋改善
- 8歳3ヵ月、女児　　・主訴：前歯の嚙み合わせが反対

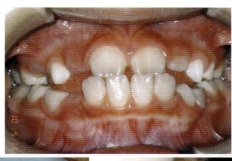
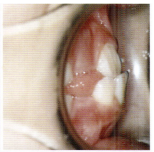

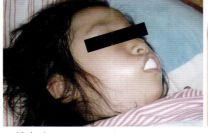
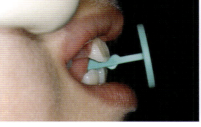
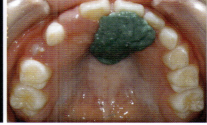

・就寝時パナシールド　　　　・タッチスティック　　　　・ガムトレーニング

図❹　初診時8歳3ヵ月、女児。いつも口がぽかんと開いて低位舌が認められる。パナシールドとガムトレーニングによるバイオセラピーを行う（適宜タッチスティックの使用も指導）

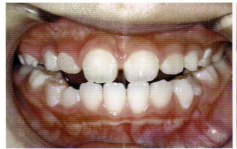
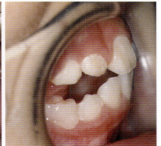

図❺　8歳8ヵ月。5ヵ月後には、前歯の被蓋が改善し始めた

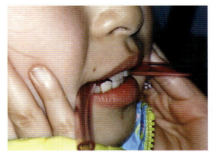

図❻　8歳11ヵ月。チューブトレーニング開始

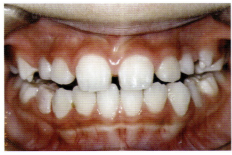
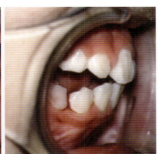

図❼　9歳2ヵ月。被蓋が改善してきたためパナシールドを中断し、ガムトレーニングを継続

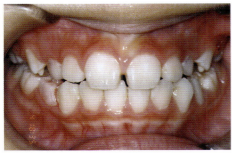
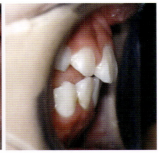

図❽　9歳6ヵ月。被蓋がさらに深くなってきた（症例の詳細は「GPのための矯正・床矯正治療 活用編」2章参照）

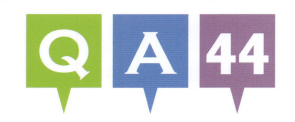

位置異常はバイオセラピーのみで治る？

　ここでは、顎骨内にある歯胚の位置異常と、萌出時の位置異常（いわゆる異所萌出）とに分けて考えます。

1. 顎骨内にある歯胚の位置異常

　歯胚が顎骨内にある萌出前の位置異常に対しては、Q12のように早期発見に努め、早期に見つけた場合はバイオセラピーや、スペースを確保するメカニカルな治療などにより、バイオロジカルに改善するかどうかを確認します（図1〜7）。ただし、歯牙の萌出の動きは予測が難しいため、年齢や症例に応じて開窓・牽引などのメカニカルな治療や、専門医への紹介なども検討する必要があります（図8〜10）。

2. 萌出時の位置異常

　萌出時の位置異常（異所萌出）も基本的に同じですが、開窓術などの外科的処置を伴わないため、ある程度はバイオロジカルな動きをみながら、可撤式装置や固定式装置で直接的な矯正力をかける対応が可能です。そのため、症例によってはかかりつけ歯科医がコントロールできることもあると考えられます。

　位置異常がよく見られるのは、上顎中切歯、下顎第2小臼歯、犬歯および第1大臼歯であるといわれています[1]。上顎第1大臼歯は、萌出時に第2乳臼歯歯根を吸収し、場合によっては乳臼歯を脱落させて正常よりも近心に萌出することがあります。そのような場合は、第1大臼歯の位置をメカニカルに誘導することでスペースを確保できます。しかし、乳臼歯が脱落する前に発見し、メカニカルに第1大臼歯を誘導したほうが、咬合の安定や処置の方法を含め、はるかにメリットは大きいと考えます（詳細はQ60参照）。バイオロジカルか、メカニカルかと固執するのではなく、年齢と症例に合わせた注意深い観察と必要に応じた治療が必要です。

【参考文献】
1）亀田 晃：歯科矯正学事典．クインテッセンス出版，東京，2005．

症例1　顎骨内での犬歯と第1小臼歯の交叉の改善
- 患者：8歳11ヵ月、女児　　・主訴：前歯の叢生

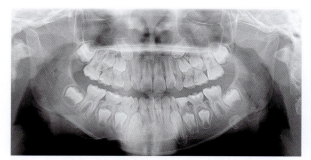

図❶　初診時8歳11ヵ月。パノラマX線写真上で|3と|4が交叉気味。患者に説明のうえ、拡大して萌出スペースを確保することと、バイオセラピーを指導した

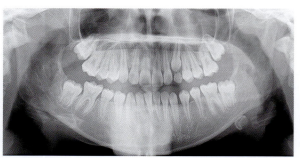

図❷　12歳6ヵ月。|3の位置確認のため、パノラマX線写真を撮影。正常に萌出していることを確認できた

症例2　顎骨内での犬歯と側切歯の交叉の改善
- 患者：8歳3ヵ月、女児　　- 主訴：前歯の叢生

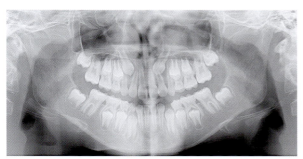

図❸　初診時8歳3ヵ月、女児。パノラマX線写真上で |3 が顎骨内で近心傾斜しており、|2 の歯根との近接を認めた。患者に説明のうえ、拡大して萌出スペースを確保することと、バイオセラピーを指導した

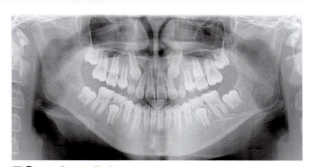

図❹　9歳3ヵ月時

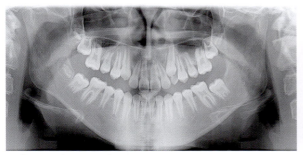

図❺　10歳1ヵ月時

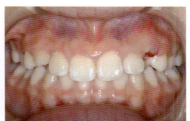

図❻　10歳4ヵ月時、|C の抜歯

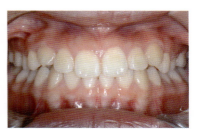

図❼　11歳6ヵ月時、|3 の萌出

症例3　位置異常で専門医へ紹介となった例
- 患者：7歳6ヵ月、女児　　- 主訴：前歯の歯並びが気になる

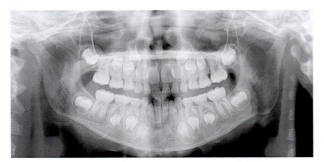

図❽　初診時7歳6ヵ月、女児。パノラマX線写真上では萌出に問題は認められない

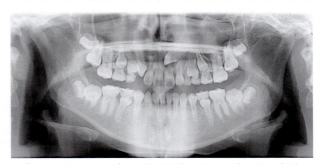

図❾　12歳6ヵ月。|3 の位置異常を認め、専門医へ紹介となった。歯列交換期の顎骨内の歯牙の動きを視診のみで予測することは難しく、定期的なX線写真の撮影が必要

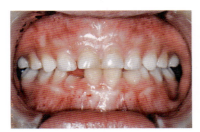

図❿a　初診時7歳6ヵ月

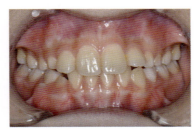

図❿b　11歳1ヵ月。口腔内の視診からだけでは位置異常の判断は難しい

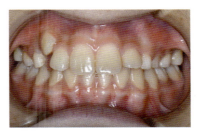

図❿c　12歳6ヵ月時

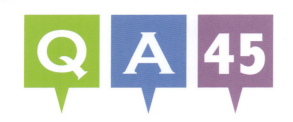

パノラマX線写真で犬歯の位置異常を認めた場合、バイオロジカルに対処できる？

　鈴木歯科医院では、まずはパノラマX線写真で位置異常の早期発見に努めます（詳細はQ12参照）。見つかった場合は、バイオセラピーを行いつつ、萌出スペースの確保が必要ならば、メカニカルな装置を用います。その後、犬歯の位置をパノラマX線写真を撮影して経時的に確認し、萌出が正常なルートへ戻るようであれば、バイオセラピーを続行します。

　一方、位置が変化しない、または悪化する、初診時の年齢が遅いといった場合は、外科的に開窓して牽引するか、専門医に紹介するなどを、患者さんと相談する必要があります。

　埋伏が最も頻繁に生じるのは下顎第3大臼歯で、次いで上顎犬歯、下顎第2小臼歯、上顎中切歯の順です。上顎犬歯の場合は1/3が唇側への埋伏であり、残りの2/3が口蓋側への埋伏といわれています[1]。

　Vincent G. Kokichらは、低年齢の患者で犬歯が埋伏しており、乳犬歯抜歯が埋伏した犬歯の自律的萌出を助ける効果的な方法の一つとなる可能性があると述べています（ただし、口蓋側埋伏の場合はその時点で犬歯の歯冠が隣接する側切歯の歯根を乗り越えていない状況だとしています：図1～5）[1]。

　この他に、埋伏した犬歯の萌出誘導のための予防的処置として、通常の矯正歯科治療のメカニクスで犬歯の萌出余地を拡大することで、埋伏した犬歯が自然萌出する機会が増すことを示唆しています。しかし、症例によってはそのような手法が奏効せず、外科的開窓術が必要になる場合もあると述べています（図6～11）。

　どのような対応をとるにせよ、早期に発見し、患者さんと相談することが重要なポイントです。稀に、犬歯の位置異常を知らせて早期治療を勧めても、「外科手術やマルチブラケットなどの治療は希望しないので、そのままにしてほしい」と患者さんが望むこともありますので、事前に十分な相談が必要です。

【参考文献】
1) Vincent G Kokich, David P Mathews, 田井規能（監訳）：埋伏歯～その矯正歯科治療と外科処置．クインテッセンス出版，東京，2015．

症例1　犬歯の位置異常を乳歯抜歯と拡大処置によりバイオロジカルに改善
- 患者：8歳7ヵ月、女児　・主訴：前歯の叢生

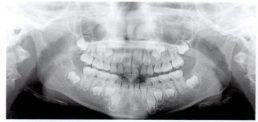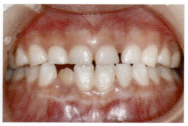

図❶　初診時8歳7ヵ月、女児。叢生のため、平行拡大を行う。パノラマX線写真は問題ない

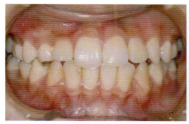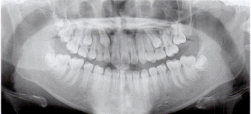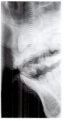

図❷ 13歳9ヵ月。パノラマX線写真で3|の位置異常を認める。2|の歯根部と重なって唇側に埋伏している。床装置でスペースを確保してバイオロジカルに観察していき、マルチブラケットを用いた治療に移行する可能性も説明した

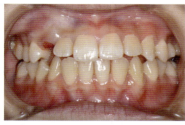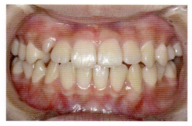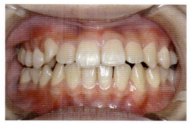

図❸ 15歳8ヵ月。スペースは確保されたが、萌出が見られないため、残存していたC|を抜歯した

図❹ 15歳11ヵ月。乳歯を抜歯して3ヵ月すると、3|は自然に萌出してきた

図❺ 16歳5ヵ月。3|はある程度正常な位置への萌出が認められた

症例2　治療途中で位置異常を発現
- 患者：7歳8ヵ月、女児　　・主訴：反対咬合

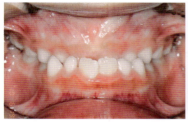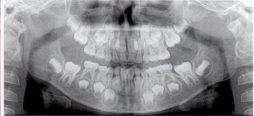

図❻ 初診時7歳8ヵ月、女児

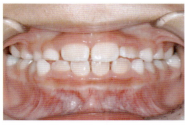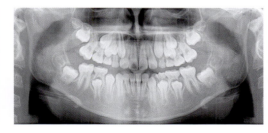

図❼ 9歳5ヵ月。床矯正治療で反対咬合が改善した

図❽ 11歳0ヵ月。パノラマX線写真を撮影したところ、2|と3|の近接を認めた。引き続きバイオセラピーを指導し、将来マルチブラケットを用いた治療に移行する可能性も説明した

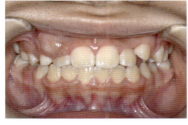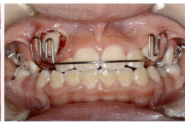

図❾ 12歳1ヵ月。3|の異所萌出を認めた。C|を抜歯し3|を開窓し、誘導されるように床装置の唇側線をW型に変更した

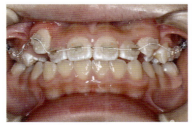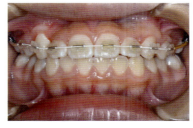

図❿ 12歳4ヵ月。3|の位置に積極的な動きが認められないため、マルチブラケットを用いた矯正治療へと移行した

図⓫ 12歳10ヵ月。レベリング中

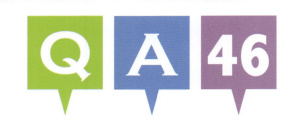

先天性欠如がある場合、バイオセラピーで対処できる？

　永久歯が先天性欠如の場合、その代生歯としての乳歯が、永久歯列期になっても存在することがあります。当院では矯正治療の初診時に、パノラマX線写真を撮影し、欠如歯の有無を必ず確認します。そのときに、主訴とは関係なく、先天性欠如を認める場合も多くあります。

　先天性欠如を認めた場合、本人や保護者も初めてその事実を知らされることが多いです。そのため、欠如部位の空隙を保持あるいは獲得し、将来補綴処置するのか、あるいは隣在歯を移動させて空隙を閉鎖するのかという治療方針を、患者側と相談する必要があります。その他、代生歯である乳歯の歯根の吸収程度により、対咬関係を確立できるのであれば、相談のうえ、残す場合もあります（図1～3）。

　当院では、歯根の吸収が進んでいるようなら、隣在歯の萌出（側切歯ならば犬歯の萌出前に、第2小臼歯であれば第2大臼歯の萌出する前など）に伴い、必要に応じて抜歯を行い、バイオセラピーで空隙閉鎖を誘導しながら経過観察を行います（図4、5）。脱落の時期が遅かったり、空隙が埋まらなければ、床装置やマルチブラケット、補綴処置を行うかなどを、歯列の対咬関係を考慮しながら相談します（図6～11）。いずれにしても、バイオセラピーである程度の空隙の閉鎖を期待するなら、隣在歯の萌出に伴う適切な介入時期を逃さないことが必要であると考えます。

| 症例1 | 59歳で下顎第2乳臼歯残存
・患者：59歳4ヵ月、男性 | 概要▶▶メインテナンスで通院中の患者さん。59歳で下顎の第2乳臼歯が残存している。61歳のときに E| の保存が不可になり、インプラントになった。稀ではあるが、乳臼歯でも根の状態によって残存することがある |

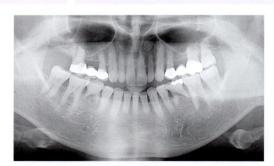

図❶　59歳4ヵ月、男性

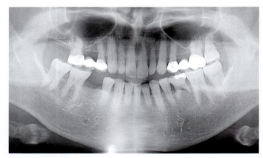

図❷　61歳1ヵ月

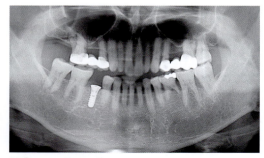

図❸　61歳3ヵ月

症例2　下顎前歯の欠損、バイオロジカルに閉鎖
- 患者：7歳9ヵ月、女児　　- 主訴：前歯の叢生

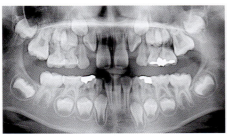
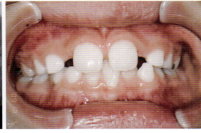
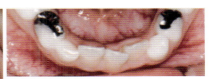

図❹　初診時7歳9ヵ月、女児。2̲の欠損を認めたが、上下顎とも叢生のため、上顎はファンタイプ、下顎は平行拡大床装置で拡大を行うこととした

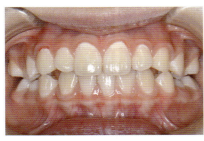
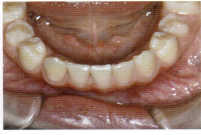

図❺　12歳2ヵ月。拡大後、閉鎖型の保定装置に変更し、側方歯群の交換を待ちながら咬合の確立を図っている。空隙はバイオロジカルに閉鎖してきた

症例3　多数歯の先天性欠如
- 患者：9歳9ヵ月、男児　　- 主訴：前歯の叢生

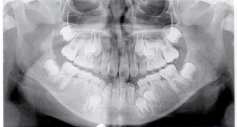
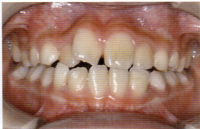

図❻　初診時9歳9ヵ月、男児。前歯の叢生を主訴として来院したが、パノラマX線写真で5̲4̲、5̲、5̲の計4歯の先天性欠如を認めた。前歯の叢生に対して上下の拡大処置を行い、今後は乳臼歯の歯根状態をみながら、その処置を相談することになった

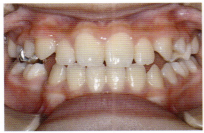
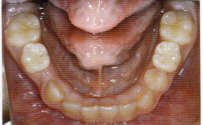
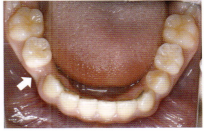

図❼　11歳6ヵ月。閉鎖型の床装置により、前歯の歯列が整った（D̲は抜歯ずみ）

図❽　12歳1ヵ月。下顎は前歯の舌側固定に移行し、右下のバイオロジカルな空隙閉鎖を促す

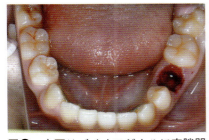
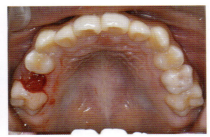
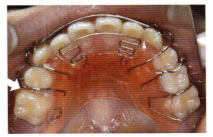

図❾　右下はバイオロジカルに空隙閉鎖された。E̲が抜けたら1歯分のインプラントを埋入予定。E̲も歯根吸収を起こしてきたため、抜歯してバイオロジカルに誘導した。しかし1年8ヵ月後、メカニカルな治療に移行。12歳臼歯萌出前に抜歯すべきだったと考える

図❿　12歳10ヵ月。E̲も歯根吸収を起こしてきたため、抜歯してバイオロジカルに誘導となった

図⓫　13歳2ヵ月。バイオロジカルに6̲が近心移動してきた。床装置が移動を阻害しないように、6̲の床はフリーにしてある。12歳臼歯萌出前であれば、このように活発な空隙閉鎖の動きが認められる場合が多い

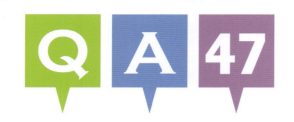

先天性欠如症例における注意点は？

1. 永久歯の先天性欠如は10％

　永久歯の先天性欠如の割合は文献によって3～10％とばらつきがありましたが、日本小児歯科学会が平成19～20年度にかけて全国規模で実施した調査では10.09％と報告されました[1]。

　鈴木歯科医院でも、叢生が主訴の患者さんにパノラマX線写真撮影を行うと、先天性欠如を認めるケースが稀ではなくなってきました。ただ、われわれにとってそれほど稀ではない先天性欠如も、保護者や小児本人にとってはそうではありません。とくに保護者は、自分の子どもの歯が足りないことは、その多少にかかわらずショックであり、なかには「重い障害」のようにとらえてしまう方もいます。筆者自身、先天性欠如を告げられた保護者が、チェアーサイドで涙を流すほどのショックを受けた場面に遭遇した経験があります。そのため、その事実を告げる場合は、保護者の気持ちに十分に配慮することが必要です。

　当院では、先天性欠如の割合が10％という報告から、「1クラス30人のうち、3人はいるので、そんなに珍しいことではない」というたとえで説明しています。身近なたとえで具体的な数字を出すことで保護者が安堵し、加えて治療法があると説明することで、さらに安心してもらえるように心がけています。

2. かかりつけ歯科医の重要性

　小児を診ていると、口腔内のさまざまな動きを経験します。永久歯列の咬合が完成するまで、長期にわたって保護者や小児本人と信頼関係を構築して、協力しながら咬合誘導を進めるためには、前述のような配慮は不可欠であると考えます。

　特殊な例ですが、う蝕処置希望の初診で来院した26歳の男性患者さんで、8番の4歯を含む計16歯の永久歯の先天性欠如が認められました（図1）。本人は、「昔から歯が少ないのでとくに不便ではなく、見た目も気にならない」と、口腔内への無関心さが感じられました。欠損部位の乳歯もう蝕や歯根吸収で将来的に義歯などになる可能性を説明し、残存歯を残す必要性を話しました。その後、未来院となりましたが、小児期からせめてう蝕予防での介入ができていればと、かかりつけ歯科医の重要性を改めて感じた症例でした。

【参考文献】
1）日本小児歯科学会学術委員会：日本人小児の永久歯先天性欠如に関する疫学調査．小児歯科学雑誌，48（1）：29-39，2010．

症例

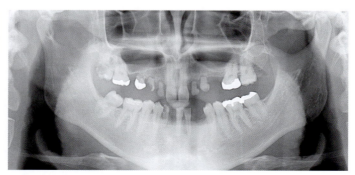

図❶　26歳、男性。計16歯の永久歯の先天性欠如

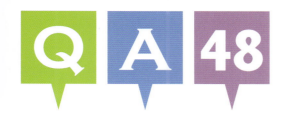

外傷性咬合で歯肉が退縮している場合、バイオロジカルに治癒する？

　永久歯の萌出に伴い、前歯が外傷性咬合を引き起こして歯肉が退縮している場合は、早急に原因を除去するメカニカルな処置が必要です。

　萌出直後に処置を行えば、外傷性咬合による歯肉退縮は認められませんが、萌出からしばらく期間が経つと、小児でも歯肉の退縮が認められることがあります（図1）。原因はもちろん外傷性咬合なのですが、早期に歯肉退縮を起こしている症例は、上顎の前歯が前方に出る力がかかっていることが多く、スペースを拡大床装置で確保していくと、自然に上顎の前歯が下顎より前方に移動してくる場合もしばしば認められます。患者さんには、「上の前歯が前に出たがっていましたね」と説明しています。

　ただし、スペースを確保した後に上顎の前歯がバイオロジカルに前方に移動しない場合は、スプリングや前方移動スクリューなどで押し出して、早期に歯にかかる不適切な力を解放する必要があります。

　前歯の被蓋が解消した時点では、まだ被蓋が浅いことも多いです。よって、被蓋の改善のためにこの時点で、再度前歯をよく使うような食育の必要性を説明しましょう。

　症例にもよりますが、早い段階で外傷性咬合が解消した場合は、半年～1年程度で歯肉退縮は回復する場合が多くみられます（図2、3）。

症例　咬合の改善とともに外傷性咬合の改善
- 患者：9歳3ヵ月、女児

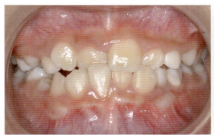
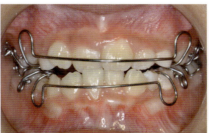
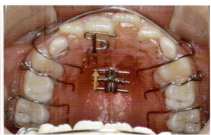

図❶　初診時9歳3ヵ月、女児。1|の歯肉が退縮している。平行拡大床装置に1|の前方スプリングを組み込んで拡大を開始した

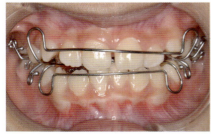
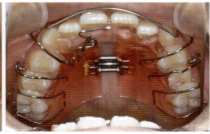
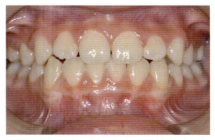

図❷　10歳2ヵ月。被蓋の改善。歯肉退縮はまだ認められる　　　図❸　11歳4ヵ月。歯肉も改善してきた

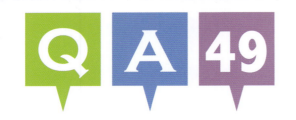

過剰歯があっても、床矯正治療は可能？

　過剰歯の出現頻度として、日本小児歯科学会が、平成19〜20年度にかけて全国規模で実施した調査によると、過剰歯は4.49％に認められ、とくに上顎正中部では3.06％と報告されています[1]。よって、患者さんには、1クラス30人中、1人に過剰歯があると説明すると、イメージしてもらいやすいです。

　埋伏過剰歯を認めたら、まずはその歯冠がどの方向を向いているのかを確認します。これによって、萌出するか否かを判断します。歯冠が他の歯と同じように口腔内の萌出方向へ向いていることを「順生」といい、逆に口腔内から遠ざかる場合を「逆生」といいます（図1）。過剰歯の約50％が順正であるといわれ[2]、床矯正治療時でも、拡大の刺激やバイオロジカルな刺激によって口腔内に萌出する場合があります（図2〜4）。一方、逆生の場合は自然萌出を期待できないため、外科的に早期に摘出することが多いといわれているので、患者さんと十分に相談する必要があります[2]。

　過剰歯が原因で萌出障害が起こっている場合は、早期に患者さんに説明し、外科処置を行います。当院では、過剰歯があっても萌出障害や前歯の離開を起こしていない場合、患者さんが外科処置を望まなければ、床矯正治療を行いながら定期的にパノラマX線写真を撮影し、可能なかぎりその動きを確認していきます（図5〜8）。いずれにしても、リスクも含めた十分な説明を行い、患者さんと処置法を決定することが大切です。

【参考文献】
1) 日本小児歯科学会学術委員会：日本人小児の永久歯先天性欠如に関する疫学調査. 小児歯科学雑誌, 48（1）：29-39, 2010.
2) 髙木裕三, 田村康夫, 井上美津子, 白川哲夫（編著）：小児歯科学 第4版. 医歯薬出版, 東京, 2011.

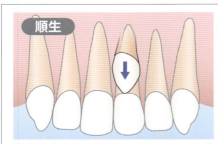
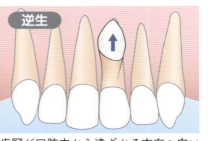

図❶　過剰歯の順生と逆生

症例1　順生の過剰歯
- 患者：7歳0ヵ月、女児。1|部に順生の過剰歯が認められる

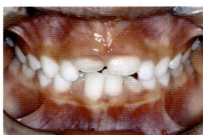
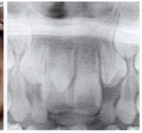

図❷　初診時7歳0ヵ月、女児。1|の口蓋側付近に順生の過剰歯を認めた。拡大を行いながら、バイオロジカルに過剰歯の動きを確認した

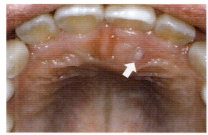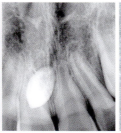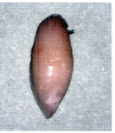

図❸　9歳3ヵ月。床装置で拡大し、保定中に過剰歯が萌出してきたため、抜去した

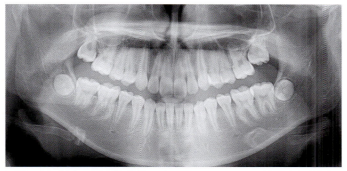

図❹　13歳0ヵ月。治療後、定期的にパノラマX線写真を撮影して経過を追っている。いまのところ、歯根や歯列に問題は認められない

症例2　順生の過剰歯
- 患者：7歳0ヵ月、男児。1|部に順生の過剰歯が認められる

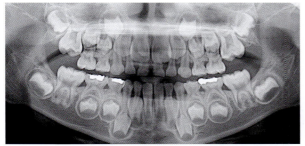 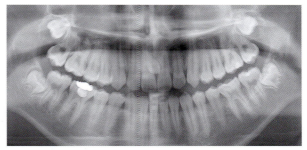

図❺　初診時7歳0ヵ月、男児。1|部に順生の過剰歯が認められた

図❻　16歳11ヵ月。順生の過剰歯だが、萌出せずに留まっている

症例3　逆生の過剰歯
- 6歳3ヵ月、女児。正中部に逆生の過剰歯が認められる

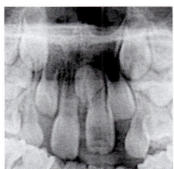 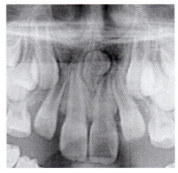

図❼　初診時6歳3ヵ月、女児

図❽　7歳5ヵ月。逆生の場合、鼻腔方向へ移動する場合がある

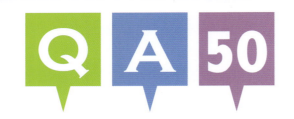

下顎を拡大すると、上顎もバイオロジカルに拡大される？

　小児の患者さんが永久歯の叢生を主訴に初めて来院する場合、その主訴は下顎の前歯であることが多いです。そのような早期治療の場合、上顎の乳前歯に永久歯の萌出スペースが不足していても、上下顎の床装置を作製せず、まずは下顎のみ床装置で拡大し、上顎はバイオロジカルに拡大されるように咬合育成を図っていく方法があります（図1〜4）。

　切歯が萌出する時期は、どのような生理的な成長が認められるのでしょうか？　歯列弓の成長変化として、前歯でも臼歯でも、永久歯の萌出時期が近づくと、萌出スペースの確保のために顎が成長し、歯槽弓が大きくなります。乳歯列の生理的な歯間空隙で、霊長空隙以外を発育空隙といいます。この発育空隙も後続永久歯の正常配列に役立ちます。とくに上顎の乳切歯部において、後続永久歯の萌出が近づく5〜6歳ごろに出現する空隙も発育空隙です（図5〜11）[1]。症例にもよりますが、この時期はわずか数ヵ月で空隙のなかった上顎乳前歯に発育空隙が出現し、乳歯が脱落して永久歯の萌出が始まるダイナミックな変化が見られます。この治療法では、上顎がダイナミックに成長する時期にバイオロジカルな指導を行うことで、上顎の成長発育の促進を目的とします。

　当院では、このようなバイオセラピーを行う場合には、下顎のスクリューを巻くペースを落とし、顎の拡大をゆっくりと促します。通常であれば、スクリューを週2回45°で巻くところ、週1回45°で巻くように

症例1　下顎の拡大による上顎歯列のバイオロジカルな変化
■患者：6歳7ヵ月、女児　■主訴：下顎の叢生

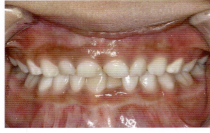 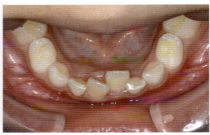 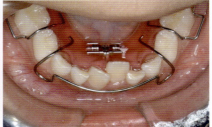

図❶　初診時6歳7ヵ月、女児。下顎のみを拡大し、上顎がバイオロジカルに拡大されるかを経過観察

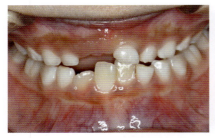 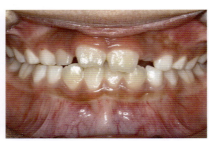 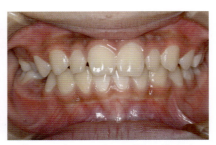

図❷　6歳11ヵ月。上顎もバイオロジカルに拡大されている

図❸　7歳10ヵ月。上顎前歯の交換が進んでいるが、十分なスペースが確保されている

図❹　10歳5ヵ月。下顎は保定中で、側方歯群の交換の経過観察。咬合も歯列もバイオロジカルに整ってきている

症例2　永久歯の萌出に伴う発育空隙の出現
■患者：6歳2ヵ月、男児　■主訴：下顎の叢生

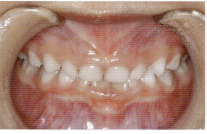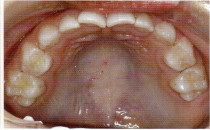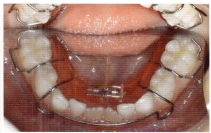

図❺　初診時6歳2ヵ月、男児。上顎もわずかな叢生だが上顎歯列のバイオロジカルな変化に期待し、下顎のみ拡大開始

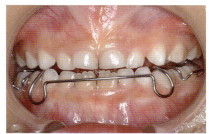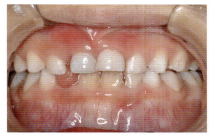

図❻　6歳10ヵ月。上顎前歯にわずかに隙間が認められる

図❼　7歳1ヵ月。前回よりわずか3ヵ月の間で中切歯の発育空隙が顕著に認められる

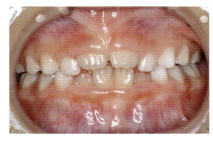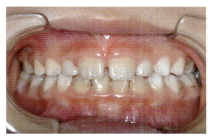

図❽　7歳5ヵ月。中切歯の萌出に十分なスペースが確保されている。中切歯の萌出期の数ヵ月で、著しい歯列弓の成長を認めた

図❾　8歳1ヵ月。前歯部の空隙がさらに増大した

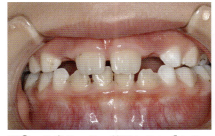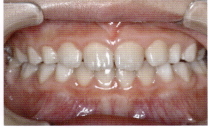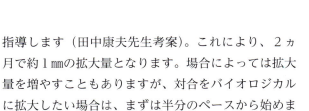

図❿　8歳3ヵ月。前回からわずか2ヵ月で側切歯の萌出スペースができた。下顎は、閉鎖型の床装置に交換となった

図⓫　10歳5ヵ月。上下顎とも前歯部の歯軸、咬合ともに安定し、整ってきている

指導します（田中康夫先生考案）。これにより、2ヵ月で約1mmの拡大量となります。場合によっては拡大量を増やすこともありますが、対合をバイオロジカルに拡大したい場合は、まずは半分のペースから始めます。

ただし、この方法でバイオロジカルな誘導が行えるのは、「犬歯の萌出までに前歯部の叢生を解消する」という治療目標までに、比較的時間に余裕がある低年齢の場合です。床矯正治療で最も大切な診査・診断のポイントは年齢です。

このように、下顎の前歯部の叢生に対し、上顎の前歯部の拡大をバイオロジカルに経過を観察していく際、最も効果を期待できる時期は、症例や歯の萌出程度にもよりますが、目安としては6～7歳ごろです。この時期に下顎の治療を開始することが適切であると考えられます。

【参考文献】
1）髙木裕三，田村康夫，井上美津子，白川哲夫（編著）：小児歯科学 第4版．医歯薬出版，東京，2011．

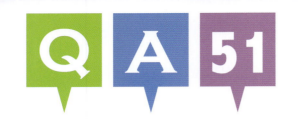

上顎のみ拡大し、下顎をバイオロジカルにみていく場合もある？

　小児の早期治療において、鈴木歯科医院では下顎を拡大し、上顎のバイオロジカルな拡大を促すことはよく行います（詳細はQ50および参考文献[1]参照）。逆に、上顎に叢生と交叉咬合などの問題があり、下顎の叢生がわずかで早期の場合は、上顎のみを拡大し、下顎のバイオロジカルな拡大を促すこともあります（図1～5）。

　また、上顎の前歯を主訴としているケースなどでは、まず上顎を始めてから下顎の床装置を選択するかどうか、バイオロジカルに経過観察を行うこともあります（図6、7）。鈴木歯科医院での症例数の比較では、上顎からの拡大よりも下顎からの拡大を最初に行う症例が圧倒的に多いです。いずれにしても、「犬歯の萌出前までに前歯の叢生を改善する」ことを混合歯列期後期開始までの目標として、上下の床装置の選択と開始時期を決定することが大切です。

　ただし、犬歯の歯列弓幅径は、永久犬歯萌出をピークに減少するというデータもあります[2]。そのため、保定装置などを入れていない下顎は、犬歯の萌出前に叢生がバイオロジカルに改善しても、再度叢生が出現することもあります。よって、注意深くバイオロジカルに経過観察していくことが必要です。

【参考文献】
1) 大河内淑子，大澤亜弓，鈴木晴子，田中幹久：なぜ？からはじまる 床矯正治療のQ & A 1st step. 鈴木設矢（監），デンタルダイヤモンド社，東京，2014：40-41.
2) 関崎和夫：GPのための咬合誘導 効果的な歯列拡大と床矯正の限界．クインテッセンス出版，東京，2014.

症例1　バイオロジカルに経過を観察
・患者：6歳9ヵ月、女児　・主訴：右側臼歯部の交叉咬合と前歯の叢生

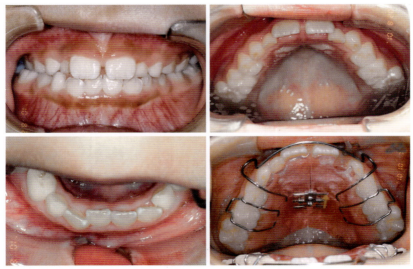

図❶　初診時6歳9ヵ月、女児。まずは臼歯の交叉咬合と叢生を改善させるために上顎の拡大を行い、下顎はバイオロジカルに経過観察することとなった

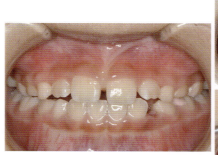
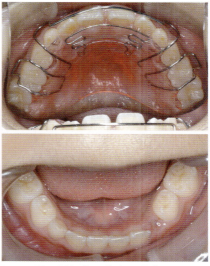

図❷ 8歳6ヵ月。閉鎖型の床装置へ変更。下顎の側切歯の叢生は改善されているため、下顎は引き続きバイオロジカルに経過観察していった

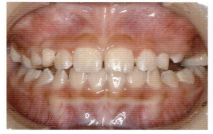
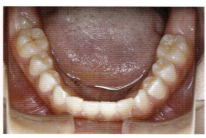
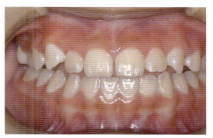

図❸ 9歳3ヵ月。前歯の歯軸も整直してきた

図❹ 10歳5ヵ月。12歳臼歯の萌出開始。下顎前歯はバイオロジカルに経過観察中

図❺ 11歳8ヵ月。上顎は犬歯のスペース不足に対して再拡大中。下顎はバイオロジカルに並んでいる

症例2	下顎のバイオロジカルな拡大 ・8歳3ヵ月、男児　・主訴：上顎前歯の萌出と叢生

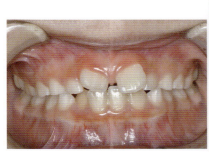
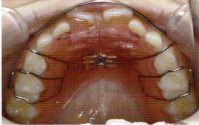
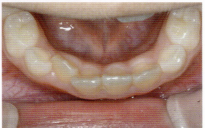
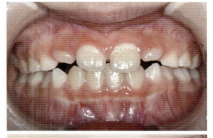
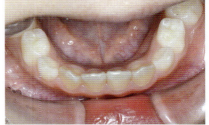

図❻ 初診時8歳3ヵ月、男児。下顎にも若干の叢生があるが、上顎を拡大してバイオロジカルに経過観察した

図❼ 9歳0ヵ月。下顎の前歯の叢生はバイオロジカルに改善されている

Q A 52

下顎のみ拡大している場合、いつまで上顎の動きをバイオロジカルに観察するの？

　早期の叢生の場合は、下顎のみを拡大し、上顎がバイオロジカルに拡大されるか、経過観察を行うこともあります。上顎がバイオロジカルに拡大されるようであれば、永久歯の萌出終了まで床装置を使わずに、バイオセラピーだけで対処することもあります（図1〜4）。

　ただし、上顎のバイオロジカルな拡大が不足し、前歯のスペース不足による叢生や臼歯の交叉咬合などを発症し始めた場合は、ただちに上顎の拡大を始めるかどうかの診断が必要です（図5〜9）。暦年齢ではなく、下顎のメカニカルな拡大に伴う上顎のバイオロジカルな動きによって判断するべきでしょう。

症例1　下顎の拡大に伴う上顎のバイオロジカルな変化
・患者：6歳2ヵ月、女児　・主訴：学校歯科検診で歯列不正と指摘された

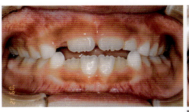

図❶　初診時6歳2ヵ月、女児。口唇閉鎖力の低下に対してポカンX（オーラルアカデミー）と前歯での咬断運動を指導。下顎の拡大のみを開始した

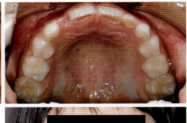
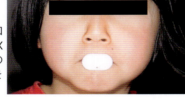
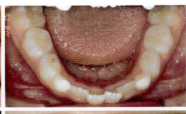
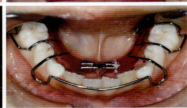

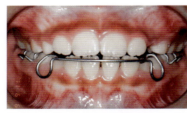
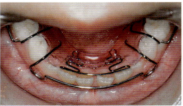

図❷　7歳8ヵ月。下顎の拡大が終了し、閉鎖型の装置へ変更。上顎もバイオロジカルに拡がってきている

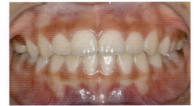

図❸　8歳9ヵ月。側方歯の交換期

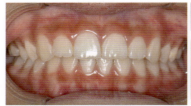
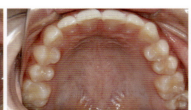
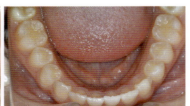

図❹　10歳6ヵ月。12歳臼歯も萌出し始め、咬合・歯列ともに安定している

症例2	下顎の拡大に伴う上顎のバイオロジカルな変化が認められず、上顎も拡大した
	・患者：6歳5ヵ月、女児　・主訴：下前歯の歯列不正

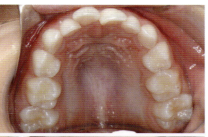

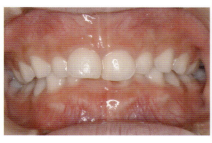
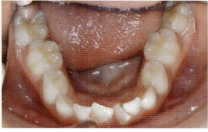
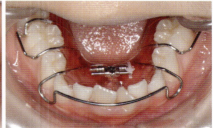

図❺　初診時6歳5ヵ月、女児。上下とも叢生が認められるが、まずは下顎のみ拡大を開始し、上顎はバイオロジカルに経過観察となった

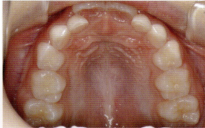
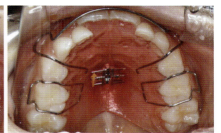
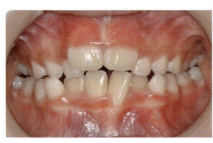
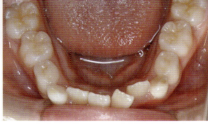
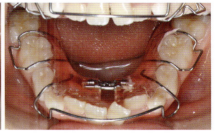

図❻　7歳4ヵ月。上顎前歯の叢生の悪化、臼歯の交叉咬合のため、上顎の拡大も開始した

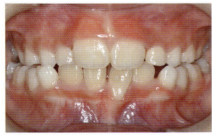
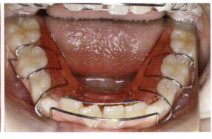

図❼　7歳10ヵ月。下顎は閉鎖型の床装置を用い、上顎は引き続き拡大中

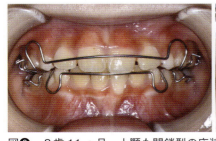
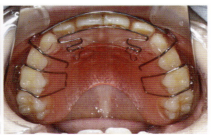
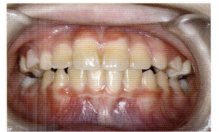

図❽　8歳11ヵ月。上顎も閉鎖型の床装置を使用

図❾　10歳3ヵ月。上下前歯は整ったので、側方歯群の交換を経過観察中

Q&A 53

3～5歳ならバイオセラピーを優先し、6歳臼歯の萌出を待ってから床装置を使うべき？

　床矯正治療で大切なのは治療開始時期です。バイオセラピーは3～5歳からでも始められるので、原則的には年齢を問わず行えます。ただ、病態によっては3～5歳でもメカニカルな治療が必要な場合もあります。

　前歯の反対咬合や臼歯の交叉咬合などは機能的に問題が出やすく、骨格性へ移行する原因となることもあります。そのため、当院では器具を使った治療を早期に行うことがあります（図1～10）。早期に歯列をメカニカルに治療し、機能も改善させることで、正常な育成へと導ける可能性が高まります。

　一方、わずかな前歯の叢生などはバイオセラピーで改善するように指導します（Q07参照）。バイオセラピーで改善が認められなかったり、新たな問題が発症するようなら、メカニカルな治療を行うかどうかを検討します。

　やみくもに早い時期から床装置を使用すると、治療期間が長期化します。適正な床装置を適正な時期に使用できるように、メカニカルな装置による治療開始は症例によって各歯科医師が慎重に判断することが大切です。

症例1

- 患者：3歳2ヵ月、女児
- 主訴：右側臼歯の交叉咬合。下顎が約1歯分右へ偏位している

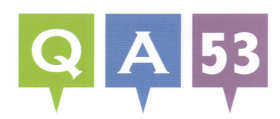

図❶　初診時3歳2ヵ月、女児。小児の咬合力の目安は約200Nだが、45Nと極端に低い。早期に治療を開始

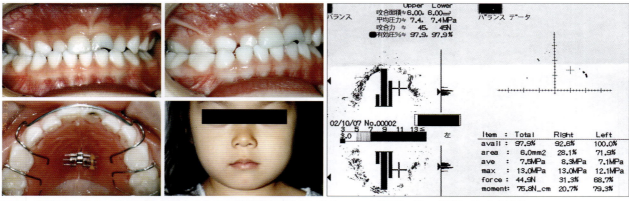

図❷　3歳9ヵ月。交叉咬合は改善し始めている

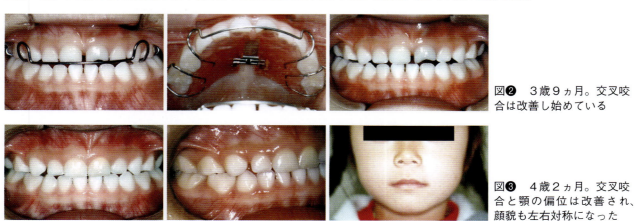

図❸　4歳2ヵ月。交叉咬合と顎の偏位は改善され、顔貌も左右対称になった

症例2

- 患者：3歳7ヵ月、女児
- 主訴：前歯の反対咬合

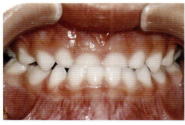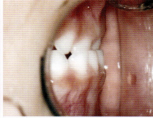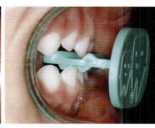

図❹　初診時3歳7ヵ月、女児。タッチスティックを指導

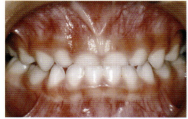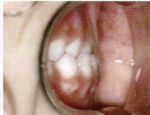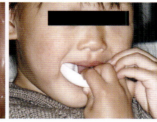

図❺　3歳9ヵ月。パナシールド装着開始

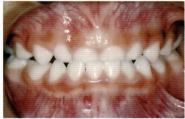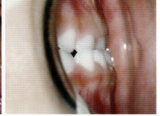

図❻　3歳11ヵ月。徐々に被蓋が改善し始めている

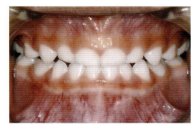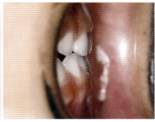

図❼　4歳2ヵ月。被蓋は改善したが、引き続きパナシールドを使用

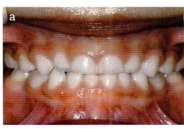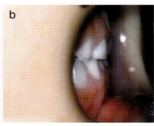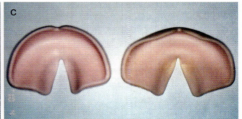

図❽　5歳7ヵ月。最近パナシールドを装着していないということなので、いったん使用を中止した。c：右が使用していたパナシールド。使用していると変形してくる。上唇の圧が強いことがうかがえる

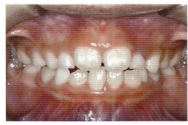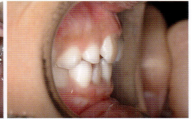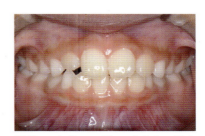

図❾　9歳5ヵ月。永久歯前歯の被蓋も良好

図❿　10歳1ヵ月。バイオロジカルに経過観察中

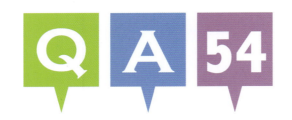

床装置を入れていても、バイオロジカルに歯が動くことはあるの？

　拡大床装置を使用してスペースを作ると、床装置の状態によっては歯がバイオロジカルに正しい位置へ移動することがあります（図1、2）。床やクラスプがかかって固定されている歯にそのような動きはみられないのですが、バイオロジカルな動きを利用して、「床開け」のように床や維持装置を調整することで、部分的に歯が誘導されることもあります（床開けの詳細については参考文献[1]参照）。

　症例2（図3、4）では、後方移動でできたスペースに小臼歯が移動して犬歯部にスペースができると、頬側からの圧力で犬歯がバイオロジカルに移動しました。この場合は、犬歯の移動を促すため、舌側の床を削合して単純鉤のクラスプを調整しました。バイオロジカルに動いてほしい部分と、動いてほしくない部分を判断し、床装置の設計や調整を行うことが必要です

【参考文献】
1）大河内淑子，大澤亜弓，鈴木晴子，田中幹久：なぜ？ からはじまる 床矯正治療のQ & A 1st step. 鈴木設矢（監），デンタルダイヤモンド社，東京，2014：116.

症例1　前歯の交叉咬合がバイオロジカルに改善
- 患者：8歳8ヵ月、男児
- 主訴：前歯の歯並びが気になる

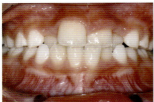
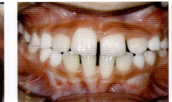
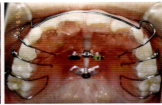

図❶　初診時8歳8ヵ月、男児。叢生と交叉咬合の問題があるが、まずは上下の側方拡大から始めた

図❷　9歳11ヵ月。拡大と調整を行い、上顎前歯（2|1 2）がバイオロジカルに前方に誘導された

症例2　犬歯のバイオロジカルな動き
- 患者：9歳4ヵ月、女児
- 主訴：上下の歯並びが気になる

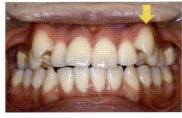
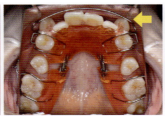
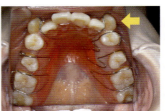

図❸　19歳3ヵ月時、後方拡大が終了し、左側の小臼歯スプリングの後方移動装置をセット（犬歯は単純鉤）。小臼歯のスプリングを1～2ヵ月ごとに調整した

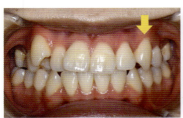
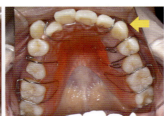
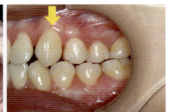

図❹　20歳2ヵ月時。左側スプリング終了。犬歯に矯正力をかけていないが、バイオロジカルに正しい位置へと動いてきた

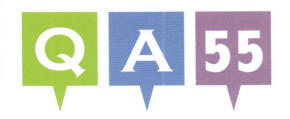

スペースがあれば、歯がバイオロジカルに動くことを期待してもよい？

　スペースがあれば、正しい機能によって歯をバイオロジカルに並べようとする力がかかります（図1～4）。位置異常の歯でも、正しい機能によって並ぼうとする力はかかりますが、機能不足や隣在歯の動きによってはせっかくのスペースをロスしてしまう場合があります（図5、6）。バイオロジカルに歯が動くことを期待する場合は、必要に応じて装置で保隙や拡大を行い、歯牙の萌出に合わせて装置を調整しましょう。

　また、バイオロジカルに動かない場合はマルチブラケットなどを用いたメカニカルな処置も必要とされますので、事前に患者さんへ十分に説明しておくことが必要です。

症例1　位置異常のバイオロジカルな改善
- 患者：7歳8ヵ月、女児
- 主訴：前歯が歯の付け根から生えそう

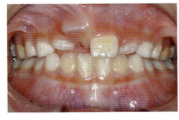
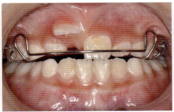
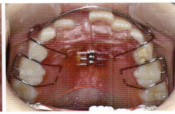

図❶　初診時7歳8ヵ月、女児。平行拡大を行いながらバイオセラピーを指導

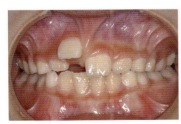
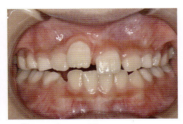
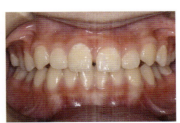

図❷　7歳11ヵ月　　図❸　8歳7ヵ月

図❹　11歳4ヵ月。閉鎖型の床装置に変更後1年8ヵ月。側方歯の萌出をバイオロジカルに経過観察中

症例2　叢生と位置異常の悪化
- 9歳5ヵ月、男児
- 主訴：前歯の叢生と位置異常

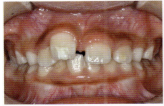
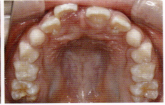
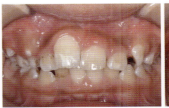
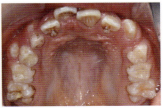

図❺　初診時9歳5ヵ月。上下ともにバイオロジカルな治療を行いながら床装置を使用することを説明したが、その後、未来院となった

図❻　10歳8ヵ月。1年3ヵ月ぶりに来院。隣在歯の移動で前歯のスペースが不足してしまった。将来的にマルチブラケットになる可能性も説明したうえで治療を再開した

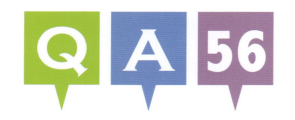

前歯の隙間はバイオロジカルに治る？

　顎骨内での前歯の歯胚は、それぞれ上顎中切歯は「ハの字型」、側切歯は「平行型」、犬歯は「逆ハの字型」に位置しています。そのため、上顎中切歯の萌出時には70％に正中離開が見られ、側切歯や犬歯の萌出に従って、離開は自然閉鎖する場合が多いといわれています（図1〜4）。

　側切歯萌出時期の正中離開の幅と自然閉鎖の確率については、1mmでは99％、2mmでは20％、2.7mmでは1％と報告されています[1]。正中埋伏過剰歯も、位置によっては離開の原因にならないことがありますが（図5、6）、顎骨内の埋伏過剰歯や歯牙腫、あるいは上唇小帯の付着異常が見られる前歯の隙間などの場合には、離開の自然治癒を期待することはできないとされているため、経過に注意が必要です。

　萌出時の正中離開とは別に、床装置で拡大が進んでいくと、前歯の隙間が開いてきます。保護者から、「この隙間は本当に治るのでしょうか？」と質問を受けることも多いですが、拡大して歯列が並ぶ幅を確保するために必要な隙間である旨をしっかり説明しましょう。生理的な自然閉鎖と同様に、隣在歯の萌出やバイオロジカルな力、拡大・保定時の調整で、離開は改善されます（図7、8）。前歯の隙間は保護者や患者にとって気になりますので、床開けなど床の調整で不必要な拡大を行わないように、拡大時は注意します。バイオロジカルに閉鎖しない場合は、ボタンとエラスティックで閉鎖し（図9〜11）、ケースによってはマルチブラケットを使用する場合もあります。

【参考文献】
1) 吉田昊哲，嘉ノ海龍三，山﨑要一：小児歯科は成育医療へ　今を知れば未来がわかる．デンタルダイヤモンド増刊号，36（6）：2011.

症例1　バイオロジカルな正中離開の改善
- 患者：8歳3ヵ月、男児　　- 主訴：前歯の隙間

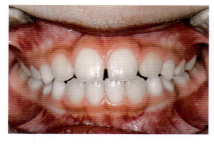

図❶　初診時8歳3ヵ月、男児。床装置を使用せずにバイオセラピーを指導し、バイオロジカルに経過を見ていった

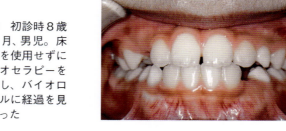

図❷　9歳2ヵ月

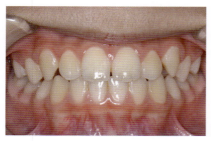

図❸　10歳4ヵ月

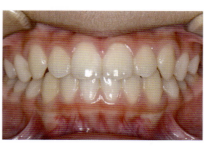

図❹　11歳4ヵ月。犬歯の萌出とともに離開は完全に閉鎖した

症例2	過剰歯が離開の原因とならないこともある
	▪ 患者：6歳3ヵ月、女児　▪ 主訴：前歯の歯並びが気になる

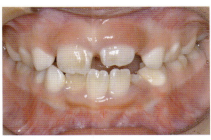
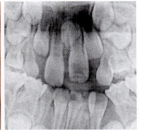
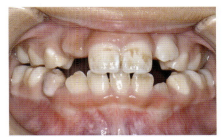

図❺　6歳3ヵ月、女児

図❻　7歳5ヵ月。正中過剰歯を認めたが、側切歯の萌出とともに離開は閉鎖した

症例3	バイオロジカルな力と装置の調整で改善
	▪ 患者：10歳6ヵ月、男児　▪ 主訴：歯並びが気になる

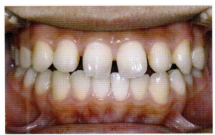
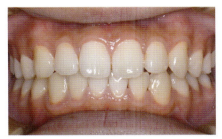

図❼　15歳8ヵ月。拡大終了時。閉鎖型の床装置に交換した

図❽　19歳1ヵ月。離開もバイトも安定している

症例4	床の調整を怠ったため、離開が悪化してメカニカルに改善
	▪ 患者：7歳4ヵ月、女児　▪ 主訴：下の歯の歯並びと、上の歯が並ぶか心配

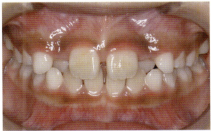
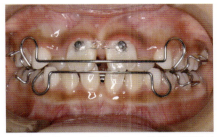

図❾　8歳4ヵ月、女児。中切歯は、床開けとバイオロジカルな指導で前歯離開を改善していたが、床装置交換のタイミングで、中切歯の床開けをせずに再拡大を開始してしまった

図❿　8歳6ヵ月時。2ヵ月後、離開が著しくなり、リンガルボタンとパワーチェーンを付与した

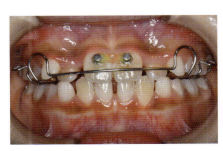

図⓫　9歳2ヵ月。離開は数ヵ月で改善したが、後戻り防止のため、リンガルボタンとゴムは残して拡大している

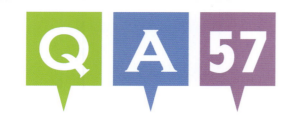

前歯の捻転はバイオロジカルに治る？

　保護者から、「前歯が曲がっているのを床矯正で治せますか？」と質問を受けることがあります。ほとんどの場合、中切歯はスペースができるとバイオロジカルな力や床装置の調整で頬舌的な捻転は解消されます。とくに、中切歯は保護者も確認しやすい場所なので、拡大初期に捻転が解消されていくと、治療効果を感じてもらいやすい箇所でもあります。

　具体的には、中切歯のスペースが拡大中に確保された場合は、中切歯の口蓋側（舌側）の床を削合する床開けを行います（図1）。ここで唇側線を若干きつめに調整し、唇側線の力とバイオロジカルな咬断運動や唇側からのリップシールの力で捻転が解消されます（詳細は参考文献1）参照）。

　ポイントは、拡大開始時から1～2ヵ月後に調整を行うことです。歯は1～2ヵ月の拡大によって動きやすくなっているため、わずかな唇側線の力で歯は動きます。矯正力を強くかけるわけではないので、床装置への負担や痛みが出るリスクが減ります。また、隣接歯との重なりが解消されることも必要です。床をただ単に削合するのではなく、歯列弓の形に沿って滑らかに削合しておくと、床にぶつかった歯の端が支点となり、回転しながら歯列弓に沿った場所に誘導されます。

　側切歯は中切歯と違い、拡大スペースが拡大終期に獲得されることが多いため、閉鎖型の床装置の調整で捻転を解消する場合がほとんどです。また、側切歯だけでなく、前歯の位置が口蓋側（舌側）にある場合、唇側線から力をかけすぎると、交叉咬合や歯列弓のつぶれなどが起きてしまいます。そのため、拡大中に唇側線は前歯に当てずに、閉鎖型の床装置のスプリングで前歯を唇側に誘導しながら捻転を解消します（図2～6）。

　犬歯や側方歯群の捻転や、閉鎖型の床装置で改善しない場合には、マルチブラケットを用いた治療の可能性も出てきますので、保護者には十分に説明しておく必要があります。

【参考文献】
1）大河内淑子, 大澤亜弓, 鈴木晴子, 田中幹久：なぜ？からはじまる 床矯正治療のQ&A 1st step. 鈴木設矢（監）, デンタルダイヤモンド社, 東京, 2014：82.

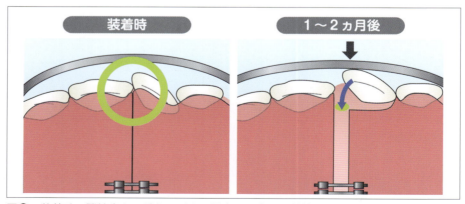

図❶　装着時、隣接歯との重なりがある場合は、床も唇側線も調整しない。拡大1～2ヵ月後にスペースができたときに初めて床を削合し、唇側線を調整すると、歯は動きやすい。口蓋側の床は滑らかに削合する。初めから床開けと調整を行う方法もあるが、本法のほうがメリットが多い

症例	歯の捻転を床装置の調整とバイオロジカルな力で改善
	▪患者：8歳3ヵ月、女児　▪主訴：上顎前歯の叢生、上下拡大開始

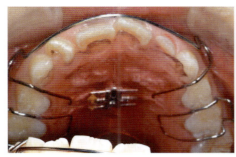 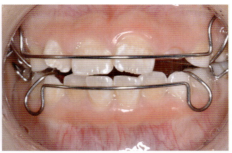

図❷　初診時8歳3ヵ月。前歯の叢生のため、上下平行拡大を開始

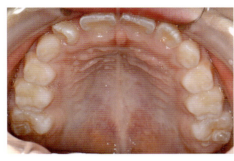 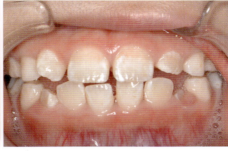

図❸　8歳8ヵ月。⌊1の捻転は床開けと唇側線の調整で解消した。2⌋は拡大中のため、捻転が残っている

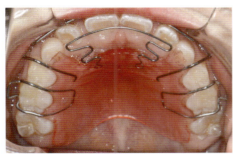 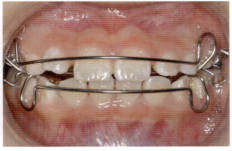

図❹　9歳3ヵ月。上顎の拡大が終わり、閉鎖型の床装置を装着

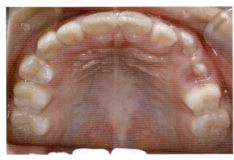 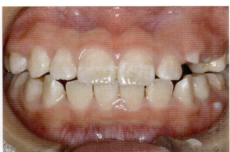

図❺　10歳10ヵ月。床装置の調整とバイオロジカルな力で捻転は解消された。犬歯の萌出に伴い、側切歯が舌側に押され気味なので、閉鎖型のスプリングを頬側に力がかかるようにして、逆に唇側線は緩めに調整している

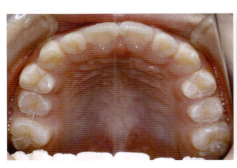 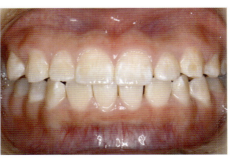

図❻　11歳7ヵ月。側方歯群の交換期

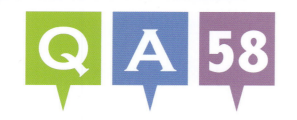

床装置で拡大した前歯の傾斜はバイオロジカルに治る？

　側方拡大床装置は、前歯の並ぶスペースを作ることが目的です。実際に治療を開始して拡大が進んでいくと、患者さんや保護者から、「歯の傾きがひどくなっている感じがするのですが、大丈夫ですか？」と聞かれることがあります。床装置による拡大は基本的に傾斜移動ですので、拡大により治療前の前歯の歯軸は遠心傾斜しやすくなります。もともと歯軸が遠心傾斜していた歯は悪化したように見えるので、傾きは治療中の一時的なものであると保護者に説明します。そして、閉鎖型の床装置への移行時に、バイオロジカルな歯の動きで改善を促す（図1～6）ことを伝えます。

　また、必要なスペースができた歯に対しては床開けを行い、歯をフリーにして咬合力による整直を促すバイオセラピーを指導します。拡大中にも床装置の前歯部の調整を行うことで、この傾斜はバイオロジカルに改善する場合が多く見られます（図7～9）。

　ただし、バイオロジカルな力で歯軸が改善しない場合や歯牙（とくに犬歯）の傾斜が大きい場合などは、マルチブラケットの床装置に移行する場合もあるので、事前に保護者に十分な説明を行います（図10～12）。鈴木歯科医院では図7～9と図10～12の前歯の傾斜の写真を比較して患者さんに見せ、同様の傾きの患者さんでも、条件によって治療法が変わることを伝えています。このような写真を見せると、保護者や患者さんは滞りがちであったバイオセラピーへのモチベーションが再度高まることが多くみられます。

　また、マルチブラケットに移行した場合でも、ある程度バイオセラピーで傾斜が改善していれば、不要な矯正力をかける必要がなくなるため、治療の効果は大きいと保護者に説明します。

　このように、前歯の傾斜について保護者から質問された場合は、バイオセラピーのモチベーションを上げ、将来的な治療の概要をも説明できる、よい機会であると考えます。

症例1　バイオロジカルな力で歯軸の傾きが改善
・患者：13歳11ヵ月、女児　・主訴：前歯の叢生

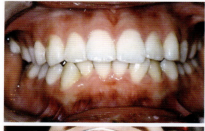
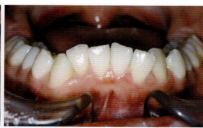
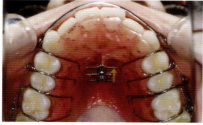
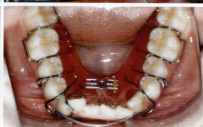
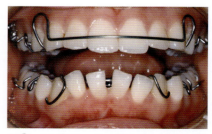

図❶　初診時13歳11ヵ月、女児。マルチブラケットや後方移動の床装置へ移行する可能性も説明し、上下平行拡大を開始

図❷　14歳0ヵ月。拡大中。遠心傾斜が悪化したように見える

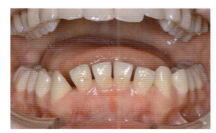

図❸ 14歳6ヵ月。拡大中。拡大しつつ、隙間をCRボタンとエラスティックで寄せる

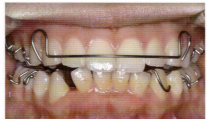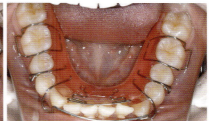

図❹ 14歳11ヵ月。拡大終了。閉鎖型の床装置へ変更。傾斜は若干残っている

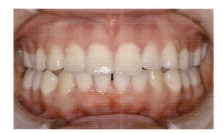

図❺ 15歳6ヵ月。傾斜がずいぶん改善された

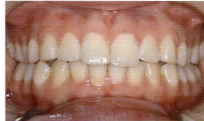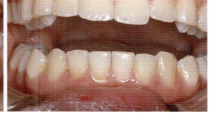

図❻ 16歳9ヵ月。バイオロジカルに歯軸が整直した。後方移動の床装置もマルチブラケットも必要なくなった

症例2　バイオロジカルに歯軸が改善
- 患者：9歳7ヵ月、女児　・主訴：歯並びが気になる

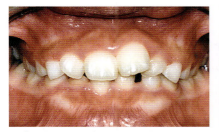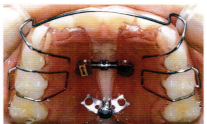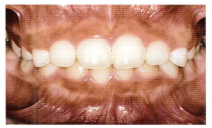

図❼ 初診時9歳7ヵ月、女児　　図❽ 8ヵ月後。拡大終了時　　図❾ 11ヵ月後。前歯の傾斜がバイオロジカルに改善した

症例3　マルチブラケット装着で、歯軸の傾きを改善
- 患者：12歳2ヵ月、女児　・主訴：前歯の歯並びが気になる

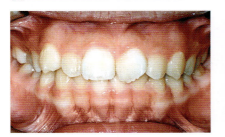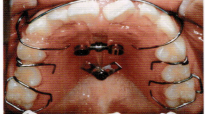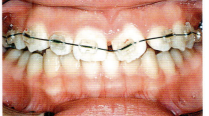

図❿ 初診時12歳2ヵ月、女児　　図⓫ 6ヵ月後。拡大終了後。前歯の傾斜は改善せず、犬歯の傾斜や捻転もあるため、マルチブラケットへ移行した

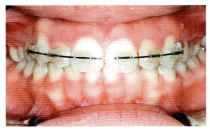

図⓬ 1年9ヵ月後。歯軸は整った

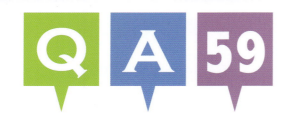

1歯のみの交叉咬合は、バイオセラピーで治る？

交叉咬合の治療では、まず治るスペースがあるか否かを見ます。スペースがない叢生の場合には、バイオセラピーだけで改善するのは難しいと考えます。スペース不足の場合は、メカニカルに拡大して叢生を解消することで、バイオロジカルな力で歯が正しい位置へと移動する現象が多く見られます。

スペースがあっても交叉している場合は、萌出位置の異常や舌の動き、ポスチャー、口唇閉鎖力、咬断運動による咬合力など、正の外力が不足していると考えられます。これらの原因に対して、バイオセラピーの指導後、必要があれば床装置を用いたメカニカルな治療を行います（図1、2）。

1歯のみの交叉咬合を改善させる方法はいくつかありますが、年齢によっていつまでに改善するべきなのかを踏まえたうえで、床装置を選択します。とくに、前歯の萌出途中で交叉咬合になりそうな場合では、ほんの少しの治療介入で治ることもあります（図3～7）。完全に交叉してから前方拡大床装置を作製する処置と、交叉しそうな直前に徒手矯正などでバイオロジカルに改善させる処置では、患者さんの時間的・金銭的負担が違います。できるだけ患者さんの負担が少なくなるような治療法を選択することが、患者さんに身近な医療を担う開業医の治療であると、当院は考えています。前歯の交叉咬合を治す各種方法については参考文献[1]を参照ください。

【参考文献】
1）大河内淑子，大澤亜弓，鈴木晴子，田中幹久：なぜ？からはじまる 床矯正治療のQ&A 1st step．鈴木設矢（監），デンタルダイヤモンド社，東京，2014：142-145．

症例1　前歯の交叉咬合
- 7歳4ヵ月、女児　・主訴：前歯の交叉

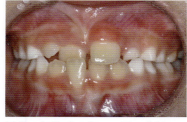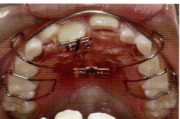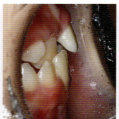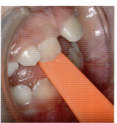

図❶　初診時7歳4ヵ月、女児。1｜が前に出るスペースはあるが、交叉してしまった。1歯の交叉のために1｜が歯肉退縮を起こしている。このような場合は、上顎の中切歯に正の外力がかかり、中切歯が前方に出たがっていると考える。歯肉退縮を早急に改善するため、そして側切歯の萌出スペースの確保のために、前方スプリング付きの床装置で拡大および1歯前方を行う。パナスティック（オーラルアカデミー）による徒手矯正も併用する

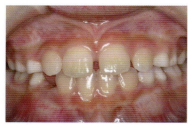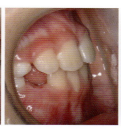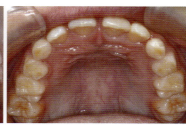

図❷　8歳7ヵ月。拡大開始7ヵ月ほどで前歯は改善し、萌出スペースが確保されたため、側切歯も萌出してきた。1｜の歯肉退縮も改善してきている。側方歯群の交換を経過観察中

症例2　側切歯が交叉咬合気味
- 8歳3ヵ月、男児　　・主訴：側切歯が交叉咬合になりそう

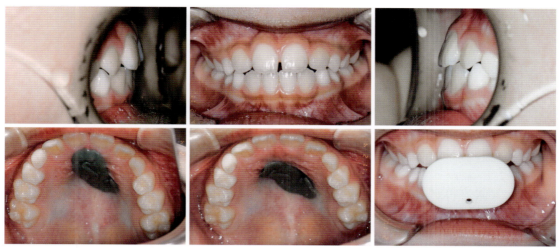

図❸　初診時8歳3ヵ月、男児。低位舌改善のために、タッチスティック（オーラルアカデミー）とガムトレーニングを指導。床装置は作らずに、バイオロジカルに経過観察を行った

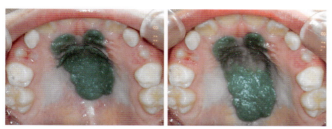

図❹　8歳9ヵ月。ガムトレーニングによって、嚥下機能は改善傾向を認めた

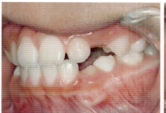

図❺　9歳4ヵ月。側切歯の切端咬合が改善しないため、パナスティックを指導

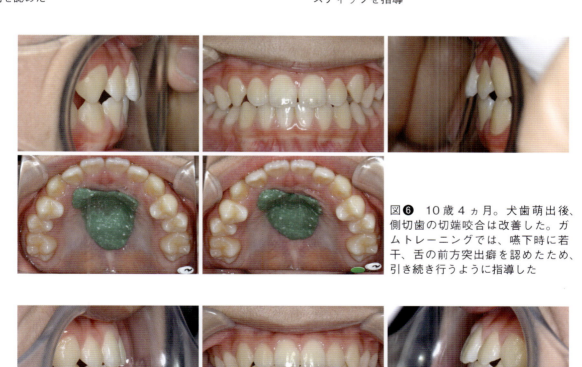

図❻　10歳4ヵ月。犬歯萌出後、側切歯の切端咬合は改善した。ガムトレーニングでは、嚥下時に若干、舌の前方突出癖を認めたため、引き続き行うように指導した

図❼　12歳4ヵ月。側切歯の被蓋は安定している

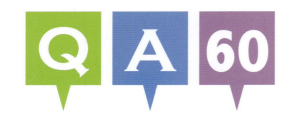

乳歯が抜けずに永久歯が生えてきた場合、すぐに抜歯したほうがよい？

　乳歯が抜けずに永久歯が生えてきた場合は、基本的に乳歯の抜歯を行います。とくに臨床上よく見られるのが、下顎乳中切歯の舌側からの萌出です。その他にも犬歯や側方歯群の交換期にはしばしば位置異常が認められますが、早期の場合は抜歯し、スペースが十分に確保されているのであれば、永久歯はバイオロジカルに誘導されるケースが多く見られます（図1〜4）。

　晩期残存や位置異常に対して放置することで新たな病態を発生させないように、慎重に口腔内を観察することが必要です（図5、6）。また、永久歯が生えてこなくても、乳歯の脱落が他歯に比べて遅い場合は、単なる萌出遅延なのか、萌出障害を起こしているのかを判断するために、X線写真を撮影して顎骨内における永久歯の萌出方向を確認することが必要です（図7〜9）。

症例1
- 9歳1ヵ月、女児
- 主訴：上下前歯叢生

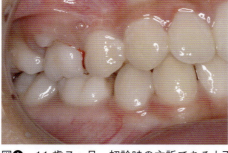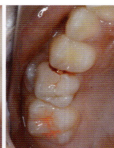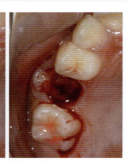

図❶　11歳7ヵ月。初診時の主訴である上下前歯叢生に対し、上下拡大処置を行った。10歳1ヵ月時に上顎が閉鎖型の保定装置に変わり、側方歯群の交換を待った。そして11歳7ヵ月時、「変なところから歯が生えてきた」と来院。E|を抜歯し、閉鎖型の保定装置を装着しつつ、5|の萌出をバイオロジカルに経過観察した

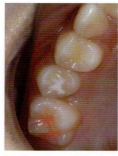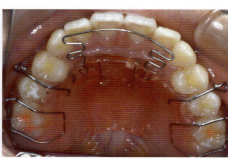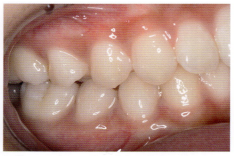

図❷　2ヵ月後（11歳9ヵ月）。5|は萌出し、バイオロジカルに並び始めた

図❸　5|の舌側が床装置と干渉し始めたため、5|部の床開けを行った

図❹　12歳9ヵ月。咬合も安定してきた

症例2

- 15歳6ヵ月、女子
- 主訴：変なところから歯が生えてきた

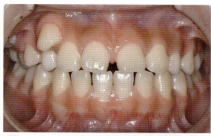
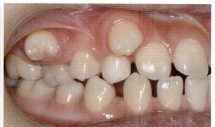

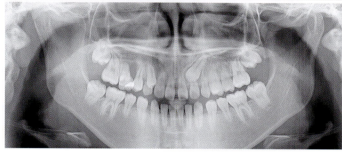

図❺　初診時15歳6ヵ月、女子。C|の晩期残存と|3の位置異常、E|の晩期残存と|5の位置異常、|3の位置異常と|2の歯根吸収

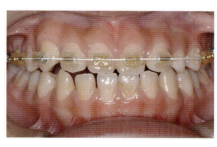

図❻　16歳10ヵ月時、マルチブラケットでレベリング中

症例3

- 18歳7ヵ月、女子
- 主訴：前歯の叢生。E|が晩期残存し、|5の萌出障害を起こしている

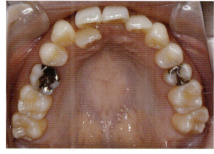
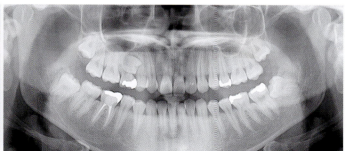

図❼　初診時18歳7ヵ月、女子。拡大処置をしながらE|を抜歯し、|5の萌出をバイオロジカルに確認しながら、マルチブラケットを用いて処置を行う予定

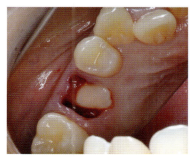

図❽　19歳3ヵ月。E|抜歯

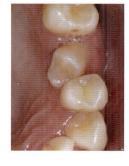

図❾　20歳11ヵ月。|5は徐々に萌出してきている

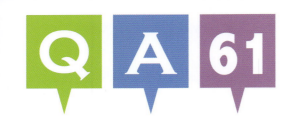

乳歯の早期喪失後、永久歯がバイオロジカルに萌出することを期待してよい？

　乳歯が早期喪失した場合は、その原因を考えて対処する必要があります。カリエスによる保存不可能な場合や根管治療などで乳歯の萌出が他歯に比べて早期に進んだケースなど、萌出スペースが確保されている場合は、まずは隣接歯の傾斜移動によるスペースロスを防ぐ保隙装置が必要です。当院では、保隙装置として床装置を応用することも多く、萌出スペースを保持しながらバイオロジカルな萌出の確認を行います。

　その他に、乳歯が早期喪失する原因として、萌出位置異常があります。本来、萌出すべき位置以外に歯が萌出する状態をいい、好発部位は第1大臼歯、犬歯、切歯で、下顎よりも上顎に多く見られるといわれます。このうち、萌出スペース不足などにより、先行乳歯以外の乳歯根を吸収しながら永久歯が萌出することもあります。下顎の側切歯の萌出位置異常はスペース不足が原因で、隣接する乳犬歯の歯根吸収を起こす場合があります（図1）。乳犬歯の位置は、前歯の叢生の改善時に重要なランドマークの一つです。早期に脱落させないためには、早めの拡大などの対処が必要です。

　また、上顎の第1大臼歯の位置異常は、隣接する第2乳臼歯の遠心根を吸収することが多く（図2、3）、第1大臼歯がこのような萌出運動を起こす場合でも、60％以上は最終的に正常な位置に配列するといわれています[1]。ただし、上顎第1大臼歯の位置は、萌出スペースの確保においても、咬合においても、治療の重要なランドマークです。第2乳臼歯の早期喪失により、第1大臼歯が近心移動してしまった場合は、正位置に戻すのに時間や新たな装置が必要になります（図4～7）。よって、近心移動させない、早期の対処が求められます。当院では、第1大臼歯の近心傾斜による位置異常が早期に確認された際は、床装置で傾斜を改善し、重要なランドマークとなる第1大臼歯の萌出と咬合をバイオロジカルに安定させる治療計画を立てます（図8～10）。

【参考文献】
1）髙木裕三，田村康夫，井上美津子，白川哲夫：小児歯科学 第4版. 医歯薬出版，東京，2011.

症例1
- 6歳5ヵ月、女児
- 主訴：下の前歯が気になる

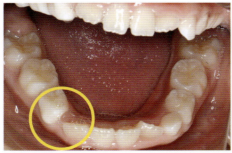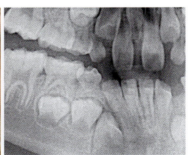

図❶　初診時6歳5ヵ月、女児。2̲の萌出のためにC̲が早期に脱落し、前歯が右側に傾斜した。早期に処置が必要

症例2

- 5歳6ヵ月、女児
- 主訴：永久歯が萌出するスペースが足りるかが心配

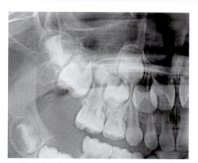
図❷　初診時5歳6ヵ月、女児

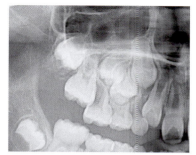
図❸　8歳0ヵ月。6⏐の位置異常

症例3

- 8歳3ヵ月、男児
- 主訴：歯の萌出する隙間がない

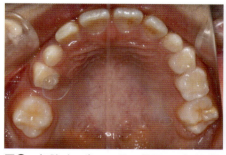 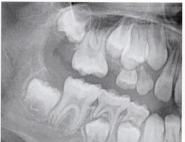 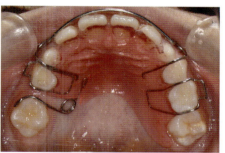

図❹　初診時8歳3ヵ月、男児。E⏐が早期に脱落して6⏐の近心傾斜が認められた。6⏐に後方スプリング付きの床装置を装着した

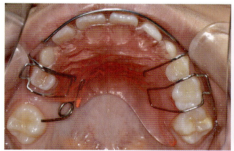 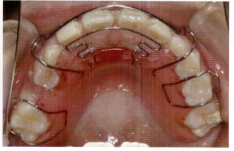

図❺　8歳6ヵ月。スペースを作っていたが、スプリングの破折と維持しているD⏐の動揺のため、床装置を閉鎖型に交換した。小臼歯の萌出を待った

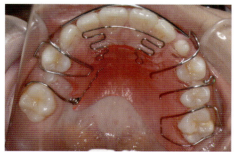 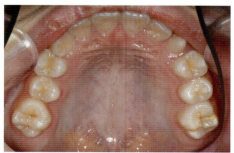

図❻　9歳5ヵ月。4⏐の萌出。スペース不足のため、6⏐を後方へスプリングで押しながら、5⏐のバイオロジカルな萌出を誘導した

図❼　9歳8ヵ月。小臼歯が歯列弓に並び始めた。このように、治療に時間がかかるため、E⏐が脱落する前に6⏐への対処が必要

症例4

- 8歳0ヵ月、女児
- 主訴：永久歯が萌出するスペースがない。6|6の位置異常

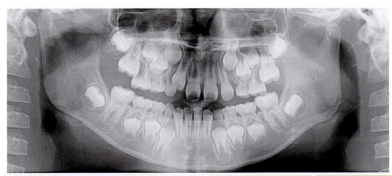

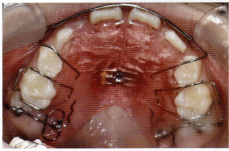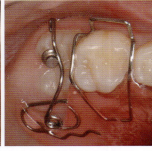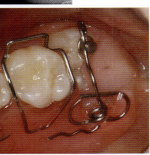

図❽　初診時8歳0ヵ月、女児。6|6の位置異常のため、側方拡大床装置に6|6を起こすスプリングを付与

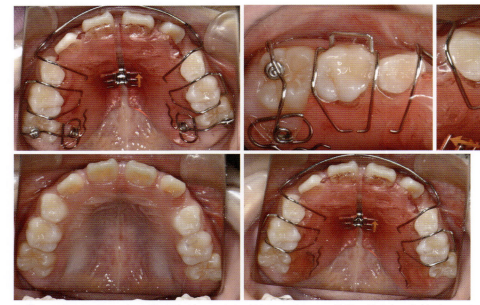

図❾　8歳7ヵ月。6|6が起き上がってきた（前回とボタンの位置に注目）。歯軸が正しくなったため、バイオロジカルに萌出させるためにスプリングとボタンを除去し、床をリベースした

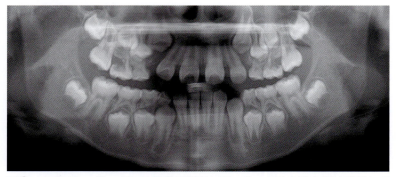

図❿　8歳10ヵ月。6|6は正常に萌出している。E|Eの遠心根は吸収しているが、動揺はない

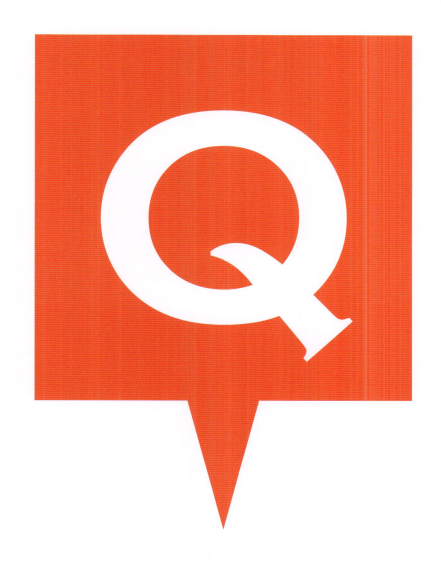

第7章
よくある質問

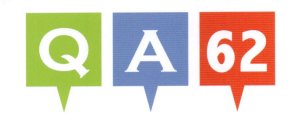

すべての患者さんにバイオセラピーを行うの？

乳歯列期の歯列不正には、以下の3つの原因があると考えています（第1章参照）。
①顎の発育不足が原因：40%
②口腔習癖・態癖が原因：40%
③位置異常・先天的欠如・過剰歯が原因：20%

上記のなかには、バイオセラピーで原因にアプローチできるものもあります。バイオセラピーには器具や費用が必要ないものもありますので、気軽に行えます。また、バイオセラピーは歯列不正の予防という観点から、矯正治療を行っている患者さんに限らず、必要な人すべてに行ってもらうべきであると考えています。

1．顎の発育不足が原因

歯列が狭窄し、叢生を発症しています。このようなケースは、食事による発育刺激が足りないので、食事指導が必要です。食事指導については、以下の5点をメインに、患者さんに指導しています。
①正しい姿勢で食事をしましょう。足は床に付いていますか？
②食卓に水やお茶を置かないでください
③食材を選びましょう。繊維質を多く、煮込みすぎないように
④15分以上かけて、リズミカルに噛みましょう。ダラダラ食べるのは避けましょう
⑤前歯でかぶりつくようなものを、毎食1品は並べましょう

また、歯列不正の予防という観点からも、乳歯列期から前述のような食事指導を行うべきであると考えています。

6歳までに顔の8割の成長は終わるといわれていますので、それまでの食事環境がとても大切になります。当院では、矯正治療に通う患者さんだけでなく、予防に通う来院者にも食事指導を行っています。

2．口腔習癖・態癖が原因

開口癖がある子どもに対し、口を閉じて息をする練習のために、口にテープを貼ってもらいます（図1）。これならば、トレーニング器具は必要ありませんし、気軽に取り組めます。内科医の今井一彰先生が考案された「あいうべ体操」も、開口癖に有効です（図2、3）。この体操をすることで鼻呼吸ができるようになり、唾液が増えるので、インフルエンザ予防にも効果があるという報告もあり、冬の時期には来院者全員に指導しています。

下顎が後退している、あるいは下顎が偏位している子どもは、下顎に外力をかけている可能性がありますので、保護者にそのような癖を見つけて、注意してほしいと伝えています（図4）。

さらに、寝ているときの姿勢も重要です。うつ伏せ寝は顔だけでなく、体も歪ませ、呼吸にも悪影響を及ぼしますので、本気で治してほしいと保護者にお願いしています（図5）。寝る前にひっくり返す、夜中にひっくり返す、朝ひっくり返す！ 親子で必死に1〜2週間頑張っていただき、それを習慣化してもらいます。

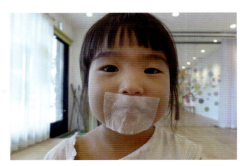

図❶ 開口癖のある子どもの口にテープを貼り、口を閉じて息をする練習

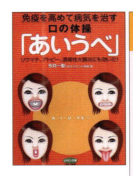

図❷　あいうべ体操の書籍とカード。カードは http://mirai-iryou.com/mc_aiube.html から無料ダウンロードできる（2016年6月現在）

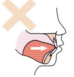
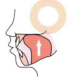

図❸　あいうべ体操は、4つの動作を順に繰り返す。声は出しても出さなくても構わない。①〜④を1セットとし、1日30セットを目安に毎日続けるこの体操は、真剣に行うとかなり疲れる。慣れるまでは、2〜3回に分けたほうが続けやすい。入浴時に実施するのがおすすめ

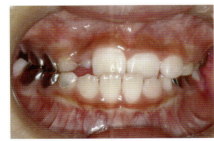
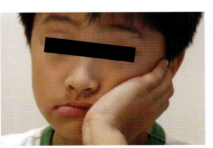
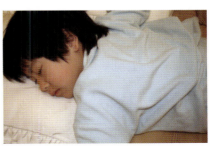

図❹　下顎が右に偏位している。原因は頬杖

図❺　うつ伏せ寝は非常に危険！　顔だけではなく体も歪み、呼吸にも悪影響を及ぼす。寝る前にひっくり返す、夜中にひっくり返す、朝ひっくり返す！　親子で必死に取り組めるようにサポートする

Q A 63

バイオセラピーはどのくらいの期間続ければよい？

1．期限を決めることも大切

　食育は生涯にわたって必要なことなので、いつまでという期限はなく、ずっと続けていかなければなりません。しかし、チューブ訓練は、「3ヵ月間がんばろう！」というように、期間を決めることが重要です。なかには、なかなかチューブ訓練をしてくれない子どももいます。そんな子どもに、「チューブやってる？」と声をかけるスタッフを見かけると、以下のように伝えることがあります。

　「チューブを噛んでる人は、世の中にそんなにいません。医院の外を歩いている人も、たぶんチューブは噛んでいないでしょう（笑）。しかし、みんな毎日食事はしています。ですから、チューブよりも、食事を正しく噛むことが最も重要なので、そのサポートをしていきましょう」

　チューブ訓練はあくまでも補助的なものです。ですから、期間を3ヵ月と区切り、「オクルーザーのデータがよくなるように、3ヵ月がんばろうよ！」と声をかけます。咬合力は小学生までなら200N（20kg）、中学生以上なら300N（30kg）が目標値になります[1]。前歯を使うようになれば、オクルーザーデータでも前歯が咬合してきます。左右の咬合力の割合の差が10％以内になれば、バランスよく噛めるようになった証拠です（図1）。このような目標値を達成すればチューブ訓練は終了です。

2．目標数値を示して動機づけ

　リットレメーターは自分自身で数値を計ることができますから、「2～2.5kgになるまでがんばってね」と目標値になるまで続けるように伝えます（図2）。とじろーくんやあげろーくんは、自分自身で数値を測ることができませんので、歯科医院で計測します。とじろーくんは口唇閉鎖力をLIP DE CUMで計って10N以上になるまで（図3）、あげろーくんは舌圧測定器で30kPa以上になるまで続けてもらいます（図4）。

　このように、目標値を示せるものはそれを目標にがんばってもらい、数値が上がるたびに褒めることが大切です。早ければ1ヵ月、遅くとも3ヵ月あれば目標値を達成できます。一度獲得した筋力はそう衰えない

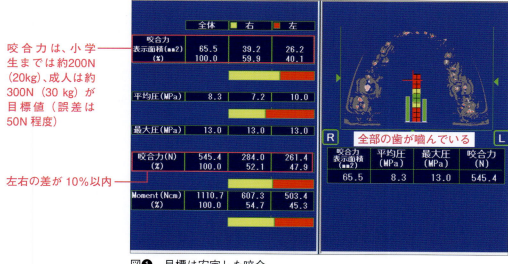

図❶　目標は安定した咬合

咬合力は、小学生までは約200N（20kg）、成人は約300N（30kg）が目標値（誤差は50N程度）

左右の差が10％以内

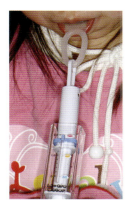

図❷ リットレメーター値が2〜2.5kg以上になるように、トレーニングする

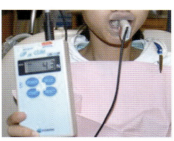

図❸ LIP DE CUM（リップデカム：コスモ計器）。リットレメーターは2〜2.5kg以上であり、10N未満の場合はとじろーくんを使用

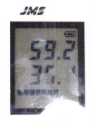
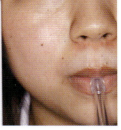

図❹ 舌圧測定器。30kPaを目標値にしている

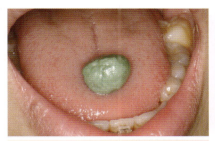

①舌の上で丸められる

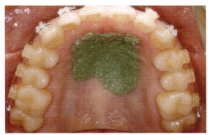

②上顎の正しい位置に付けられる

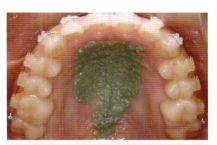

③唾を飲み込んだときに正しい形になる

図❺ ガムトレーニングの3つのステップができれば合格

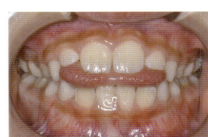
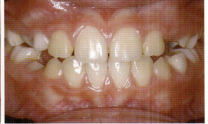

図❻ 嚥下時に舌が出なくなった。前歯の開咬も改善した

ので、目標値を達成すればトレーニングは終了です。

3．形態の改善で判断

トレーニング器具などを利用して開口癖が治ると、唇の形がよくなります。また、診療室でも、口を閉じて鼻で呼吸するようになります。そして、保護者に「最近、口を閉じられるようになっていませんか？」と尋ね、開口癖が治っているかを確認することも重要です。開口癖が治れば、トレーニングは終了です。タッチスティックで舌位と顎位が改善すると、臼歯関係がⅡ級からⅠ級になり、前歯の被蓋関係も改善します。顔貌もかなりの改善が見られます。そうなればトレーニングは終了です。

舌癖はその動き（動的位置）と姿勢（静的位置）の両方を治す必要があります。動的位置の判断は、ガムトレーニングでガムが、①舌の上で丸められる、②上顎の正しい位置に付けられる、③唾を飲み込んだときに正しい形になる、の3つができればOKです（図5）。また、口角鉤をつけて口腔内が見える状態で唾を飲み込んでもらいます。このとき、舌が出てこなければOKです（図6）。さらに、舌の静的位置は口を閉じている状態で唇をめくってみて、前歯の間に挟んでいなければOKです。その舌の位置の結果が歯列の形態に現れます。舌癖が原因の開咬の場合は舌が邪魔をしなくなれば、前歯部や臼歯部が咬合するようになり、開咬が治ります。こうなれば、舌癖は改善したと判断してトレーニングは終了です。

このように、数値や写真でゴールを示すことが、患者さんにバイオセラピーを継続してもらううえで大切です。

【参考文献】
1）鈴木設矢：GPのための床矯正・矯正のすすめ．デンタルダイヤモンド社，東京，2008．

Q&A 64

おしゃぶりはよい？ 悪い？ 歯が生える前に口腔感覚を養うためにできることは？

日本小児歯科学会のホームページに、以下のようなおしゃぶりの考え方が記載してあります。

「明確な根拠はないが、一般的に言われている歩き始めから2歳過ぎまでのおしゃぶり使用の利点と欠点をまとめてみた。

利点としては精神的安定、簡単に泣き止む、静かになる、入眠がスムース、母親の子育てのストレスが減るなどが挙げられる。おしゃぶりの宣伝に使用されている『鼻呼吸や舌や顎の発達を促進する』は現時点では学問的に検証されていない。

欠点としては習慣性となりやすく、長期間使用すると噛み合わせが悪くなる、子どもがどうして泣いているのかを考えないで使用する、あやすのが減る、ことば掛けが減る、ふれあいが減る、発語の機会が減るなどが挙げられる。（中略）しかしおしゃぶりが、愛着形成を阻害するという意見については学問的根拠はない。噛み合わせの異常は2歳頃までに使用を中止すれば発育とともに改善される。従っておしゃぶりの害は乳臼歯が生え揃い、開咬や乳臼歯交差咬合などの噛み合わせの異常が存続しやすくなる2歳半から3歳過ぎになっても使用している場合といえる」（参考文献[1]より引用）

日本小児歯科学会では、「鼻呼吸や舌や顎の発達を促進する（図1）」というおしゃぶりメーカーの考えには否定的ですが、ドイツなどのヨーロッパでは必ずしもそうではないようです。筆者の考えは後者と同様で、とくに口呼吸を鼻呼吸にする、舌の姿勢位を正しくする効果があると考えています。また、習慣性や長時間の使用などは、その目的や期間が間違っていれば悪いものになります。パッケージの記載どおり「0歳からの口腔トレーニング」と考え（図2）、使用期間を守ればよいでしょう。遅くとも2歳半までに止めれば、おしゃぶりの害も現れずにすむと思われます。はなだ歯科クリニックでは、1歳未満で開口癖のある乳児に、積極的におしゃぶりによる口腔トレーニングを勧めています。

また、1歳未満の子どもたちは口唇や口腔の感覚を養うことが機能の発達にも重要と考え、綿棒や歯ブラシで口唇や歯肉、頬粘膜、口蓋、舌などを触ったり、母親の指を吸わせたりすることをトレーニングとして家庭で行うように指導しています（図3）。

【参考文献】
1）日本小児歯科学会：おしゃぶりについての考え方．小児科と小児歯科の保健検討委員会（平成17年1月12日），http://www.jspd.or.jp/contents/main/proposal/index03_04.html

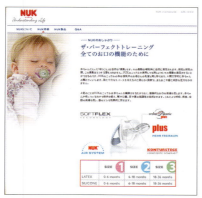

図❶ おしゃぶりは呼吸と飲み込みを正し、口呼吸を鼻呼吸に舌の位置を改善するとされている（NUK社）

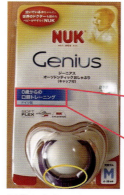

図❷ おしゃぶりのパッケージには「口腔トレーニング」とあり、赤ちゃんをあやすためのものではない

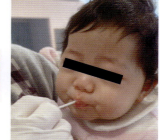

図❸ 赤ちゃんは原始反射があるので、唇を綿棒で触ると口を閉じ、口呼吸を防げる

親知らずは早めに抜いたほうがよい？

矯正治療を行う際、親知らずは必ず抜歯すべきであるという考えもあります。床矯正研究会では、親知らずの早期の抜歯が必要なのは次のようなケースと考え、それ以外は通常の臨床的症状で判断します。

1．6番の後方移動が必要なときに8番が邪魔になる

15歳以降になると8番の歯根形成がなされ、6番の後方移動の邪魔になることがあります。このようなケースは、8番を抜歯してから6番の後方移動を行います（図1）。

2．8番の萌出により7番が遠心傾斜してしまう

上下顎の7番がしっかり咬合していないうえに、8番の萌出スペースが不足していると、8番が萌出するとともに7番が遠心に傾斜してしまうことがあります。そのままでは7番が遠心傾斜し、正しく咬合できなくなるので、押している8番の抜歯が必要です（図2）。

顔がしっかり前方成長して8番の萌出スペースを作ることが理想です。

しかし、現実には多くの人が顔の前方成長不足により8番が萌出障害を起こしています。さらにもっと顔の前方成長が不足すると、7番まで萌出スペースが不足し、萌出障害を起こすことも少なくありません（図3、4）。

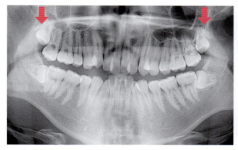
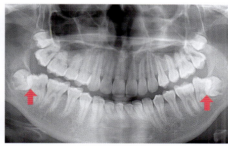

図❶　8|8の歯根が形成されつつある。上顎臼歯の後方移動は無理である

図❷　7|7が遠心傾斜をしている。8|8が押していると推測されるので、8|8の抜歯が必要

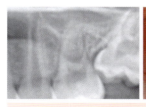
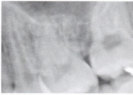

2007年7月 ／ 2008年3月（8ヵ月後）

図❸　|7の萌出位置異常。12歳、男子

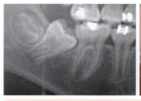
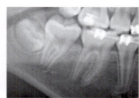

2007年3月 ／ 2007年8月

図❹　|7の萌出位置異常。12歳、女子

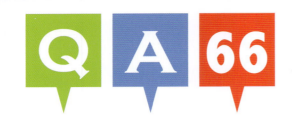

バイオセラピーを行う場合の予約のとり方と、料金設定を教えてください

　床矯正研究会では、床装置の効力だけでは十分に治療することはできないと考えています。つまり、バイオセラピーがあってこその床矯正治療だと考えているのです。よって、床装置などを使用する前に、まずバイオセラピーの説明から始めます。

　バイオセラピーは自費治療ですので、予約時間や料金については各医院それぞれの考え方で設定する必要があると考えます。後述するはなだ歯科クリニックの予約時間や料金などは、あくまでも一例として参考程度に留めてください。

　現在、はなだ歯科クリニックでは、まだ矯正治療をすることを決めていない患者さんには、むし歯の治療や予防歯科の際に30分ほど時間をとって、「歯並び相談室」というプレゼンテーションと小冊子を用いて説明しています（図1）。料金はとくにいただいておらず、通常の治療にプラスして行うかたちをとっています。

▶「歯並び相談室」叢生版の内容
①なぜ歯並びは悪くなるのでしょう？
②顔の成長について
③食生活の改善について
④悪い習慣を治しましょう
⑤治療には2種類あります
⑥メカニカルな治療の実際

　このうち、食事指導や開口、舌癖、態癖などについてのバイオセラピーを説明します。必要な子どもには、比較的安価なトレーニング器具の説明も行います。

　床装置なども使用して矯正治療を行いたいという患者さんには、検査を行います。その場合、検査時間に60分、検査結果の説明に45分、合計105分の予約をとり、料金は3万円（税抜）です。検査内容は歯列不正の種類によって異なります（表1）。それぞれの検査結果に応じて必要なバイオセラピーを説明することで、その必要性をしっかり理解してもらえます（表2）。バイオセラピーに必要なトレーニング器具などの費用は、検査費用とは別途いただいています。

　このように、矯正治療を始める前にしっかり時間をかけてバイオセラピーについて説明し、その後は来院のたびに声をかけていくようにしています。患者さん

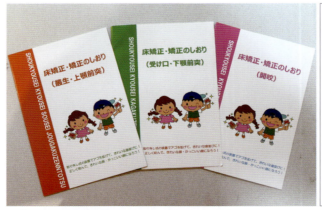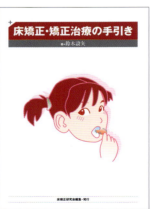

図❶　左：床矯正・矯正のしおり（はなだ歯科クリニック・オリジナルの小冊子）。内容は、「床矯正・矯正治療の手引き」（右）をわかりやすく改変したもの

表❶　歯列不正の種類により、検査内容が異なる（はなだ歯科クリニック）

検査項目	叢生・上顎前突		下顎前突		開咬
	Ⅰ級	Ⅱ級	乳歯列	混合・永久歯列	
パノラマX線写真	○	○	○	○	○
模型	○	○		○	○
オクルーザー	○	○		○	○
顔・姿勢写真	○	○	○	○	○
口腔内写真 口もと・扁桃腺	○	○	○	○	○
インジケーターライン	○	○		○	○
舌・嚥下			○	○	○
リットレメーター	○	○			
口唇圧・とじろーくん			○		
舌圧・あげろーくん				○	○
タッチスティック		○		○	
ポカンX	○				○
パナシールド			○		
軟組織プロファイル分析※	青年期以上	○		○	○

※軟組織プロファイル分析（SP分析）については、第1章参照

表❷　検査項目と改善のためのアプローチ

① 咬合力検査（オクルーザー）	➡	食事指導
② 口輪筋引っ張り強さ測定	➡	リットレメーター
③ 口唇圧測定	➡	とじろーくん
④ 舌圧測定	➡	あげろーくん
⑤ 舌上げ・嚥下検査	➡	舌のトレーニング
⑥ 顔写真	➡	態癖の改善
⑦ インジケーターライン	➡	ポカンX
⑧ 臼歯関係Ⅱ級、Ⅲ級	➡	タッチスティック

も先生方も、床装置などを使い始めるとバイオセラピーについて忘れがちになってしまいますので、最初にしっかり説明することが大切です。

また、床装置などによる歯の移動がほぼ終了した時点でもう一度検査をして、再びバイオセラピーの説明をしっかり行うことにしています。繰り返しになりますが、矯正装置を使い始めるとそればかりを意識して、バイオセラピーを忘れがちになります。もう一度検査をして、その結果によってまだ必要なバイオセラピーがあれば、再指導を行います。そして、床装置などによる治療はあくまで補助的なもので、本来の治療はバイオセラピーであると強調することが大切だと考えています。

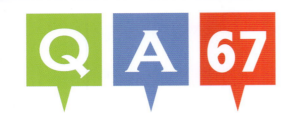

バイオセラピーの効果が出ているかをどうやって判断できる？

バイオセラピーの効果は、先生方にとっても患者さんにとってもわかりにくいものです。よって、術前の検査との比較が重要になります。検査の数値の変化を示したり、写真で形態の変化を示し、効果が出ていると褒めることが、患者さんのやる気を引き出すうえで大切です。

1. 食育・チューブ訓練

正しく噛めるようになったかどうかの判断は、オクルーザーのデータで見るとわかりやすいです（図1）。噛む回数が増えれば、咬合力の数値が大きくなります。前歯を使うようになれば、オクルーザーのデータでも前歯が咬合してきます。左右のバランスに気をつけて食べることで、左右の咬合力の割合の差がなくなっていきます。

また、オクルーザーのデータだけでなく、歯間に空隙ができたり、前歯の歯軸が改善したり、奥歯の咬合が緊密になってきたことを術前の写真と比較し、指摘することも効果的です（図2、3）。さらに正しく噛めるようになると、顔が正しく成長して顔貌が変化し（図4）、前歯をしっかり使うと、成長によって歯槽骨の基底部が前方に出てきます（図5）。

2. リットレメーター・とじろーくん・あげろーくん・ガムトレーニング

リットレメーターはそれ自体で引っ張り強さを計測できます。記録用紙も付属していますので、毎日数値を記入し、引っ張り強さの値が大きくなることを自分で確認できます。

とじろーくんは歯科医院で Lip de cum を用いて口唇閉鎖力を測り、数値の変化で効果を判断します（図6）。リットレメーター（図7）やとじろーくんの効果は口唇の形にも現れますので、術前の写真と比較して、唇の形や厚さの変化を患者さんに見てもらうことも効果的です。

あげろーくんの効果は、歯科医院で舌圧測定器を用いて数値の変化で判断できます（図8）。舌を口蓋に付けた写真を撮り、術前より舌背が口蓋につくようになれば、舌圧が強くなった証拠です（図9）。

また、ガムを用いたトレーニングで口蓋にしっかりガムを押し当ててつぶせるようになれば、舌圧が強くなっていますので、ガムの形を比較することでも効果を見てとれます（図10）。

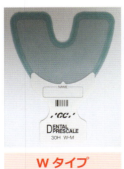 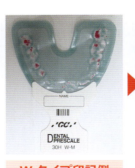 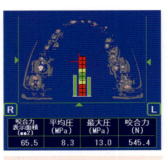

Wタイプ　　Wタイプ印記例　　Wタイプ解析・表示例

図❶　用途に応じて選べる2タイプ。「デンタルプレスケール」には、実際の咬合調整などに役立つRタイプ（圧力測定値のみ）と、咬合部位が歯列弓上で確認でき、患者さんへの説明に有効なWタイプ（Rタイプの両面にワックスを塗布したもの）がある。右はオクルーザー709（ジーシー［2016年現在、発売中止］）

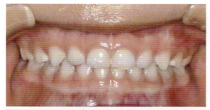
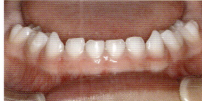
2012年10月

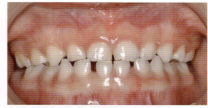
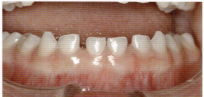
2013年8月

図❷　顎の育成ができれば、発育空隙ができてくる。成功するかどうかは保護者次第

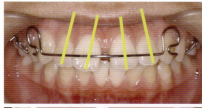
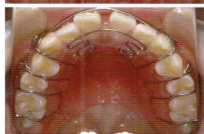
2013年1月

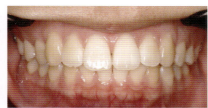
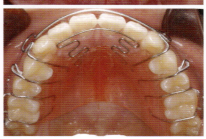
2013年8月

図❸　前噛みで前歯の歯軸は整った

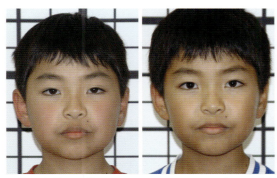
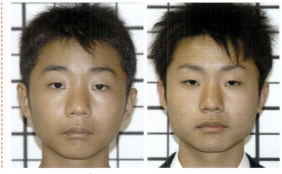

図❹　顔貌の変化。口もとだけでなく目や鼻まで変化し、しっかりした顔つきになる

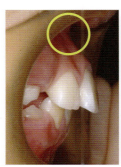
2008年11月
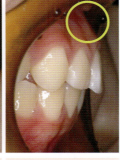
2010年11月

図❺　上顎の劣成長。出っ歯ではない。上顎が引っ込んでいる。前歯を使えば上顎は成長する

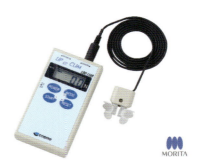

図❻　LIP DE CUM（リップデカム：コスモ計器）

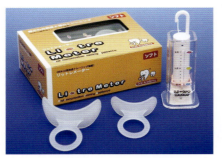

図❼　リットレメーター（オーラルアカデミー）

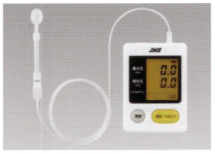

図❽　舌圧測定器（ジーシー）

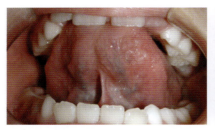

図❾a　舌圧不足。舌尖のみ、口蓋に付く

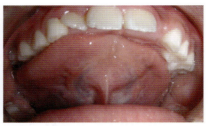

図❾b　正しい舌圧。舌背全体が口蓋に付く

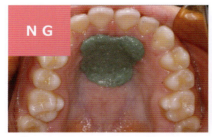
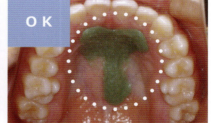

図❿　舌の筋力。ガムを上顎の真ん中にギューッと押し付ける

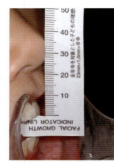
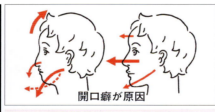

図⓫　顔の成長方向（インジケーターライン：IL）

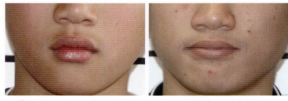

図⓬　ポカンX（口を正しく閉じる練習）

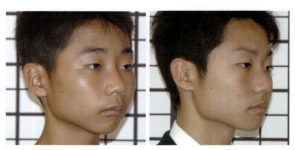

図⓭　タッチスティックの効果。左：使用前、右：使用後

3．ポカンX、タッチスティック

　開口癖があると、インジケーターライン[1]が標準値より長くなり、鼻の下が長い顔つきなります。開口癖がなくなれば、インジケーターラインが標準値に近づきます（図11）。また、開口癖がなくなると唇の形が術前よりきれいになりますので、写真で見てもわかります（図12）。タッチスティックで舌位と顎位が改善すると、顔貌が大きく変わります（図13）。

　このように、数値や写真を患者さんに見せて、効果があったことを示し、そのつど子どもと保護者を褒めることが動機づけにおいて最も大切です。

【参考文献】
1）鈴木設矢：GPのための床矯正・矯正のすすめ 活用編．デンタルダイヤモンド社，東京，2012．

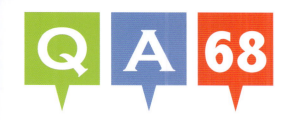

経済的な理由で床装置の使用を躊躇する保護者に、どのように声をかければよい？

　私たち医療従事者はすぐに治療の話をしてしまいがちですが、自分に問題があると感じていない人にそのような話をすると、気持ちが引いてしまいます。とくに矯正治療の場合、特別なものと考える保護者もまだまだいます。「本当は矯正治療をしたほうがよいのでしょうが、うちはいいです……」と、筆者自身も床矯正治療を始める前はよく言われたものです。一度矯正治療を断られたら、それ以降、歯並びの話はタブーのようになってしまいます。ですから、まずはなぜそのような歯並びになったのかを説明することが大切です。つまり、バイオセラピーは患者さんや保護者にとって受け入れやすい話なのです。

　たとえば叢生の症例なら、次のように話を始めます。
「前歯の歯並びがガタガタになっているのに気づいていますか？」
「なぜこのような歯並びになってしまったのでしょう？　考えたことはありますか？」
「今日はそのことについて話をしますね」

　ポイントは、まず歯列に問題が起きていると気づいてもらうことです。自分に起きている問題だと感じてもらえなければ、真剣に聞いてもらえません。その後は、次のような順番でお話ししています。

①なぜ歯並びは悪くなるのでしょう？
②顔の成長について
③食生活の改善について
④悪い習慣を治しましょう
⑤治療には２種類あります
⑥メカニカルな治療の実際
⑦床装置を卒業する条件
⑧治療終了の目標は？
⑨床装置について（装着条件・痛み）
⑩治療費について

　はなだ歯科クリニックでは、歯科医師ではなく、診療スタッフが主に「歯並び相談室」という資料を使って説明しています（図❶）。そして、床装置を使ったメカニカルな治療はあくまでも補助的で、バイオセラピーが本来の治療と説明します（表❶）。最後に、今日からできる治療として、食生活の話をして思い当たることがあれば改め、開口や頬杖などの悪習慣があればそれも改善してほしいと話します。そして、床装置の使用を希望したら、それを含めた治療計画を説明します。つまり、はなだ歯科クリニックでは上記の説明をした患者さんは、床装置を使用していない子どももバイオセラピーで治療を行っていることになります。したがって、床装置を使いたくないという患者さんも、バイオセラピーを頑張ってもらいながら、予防歯科で経過を診ていけます。これなら、それ以降も歯並びの話はタブーにならずに済みますし、予防歯科で来院するうちに、「そろそろ床装置も使用したい」と考え始める患者さんも少なくありません。床装置の使用・不使用にかかわらず、必要な子どもすべてに治療を提供できるのがバイオセラピーの最大の利点だと思います。

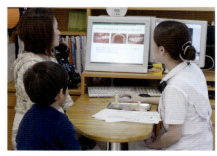

図❶　主に診療スタッフが資料を使って説明している

表❶　小児の治療には２種類ある

1. バイオセラピー　← これが本来の治療！
原因を考え、改める。 自分で正しく成長し、自力で治す ・食事環境を見直す ・悪い習慣を止める（開口、頬杖など）

2. メカニカルな治療　← あくまでも補助的
取り外し式の床装置、固定式の矯正装置

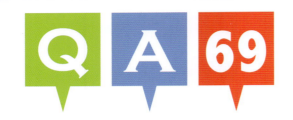

リーウェイスペースをバイオロジカルに閉じる場合、床装置を外したほうがよい？

　リーウェイスペースは永久側方歯群の交換に重要な役割を果たし、正常な永久歯配列のための萌出余地を確保しています。リーウェイスペースは上顎で1mm下顎で3mmといわれ、交換期にはとくに下顎で顕著に認められます。

　はなだ歯科クリニックでは、上下ともに削合の処置を行い、リーウェイスペースを利用するため（削合については、参考文献[1]参照）、通常よりリーウェイスペースは少なくなります。ただし、側方歯群交換に伴い、リーウェイスペースを認めることがあり、とくに下顎に多いです。床装置で第1大臼歯と前歯を主に保定しているため、床装置が緊密にセットされている場合は隙間が埋まりません。そのため、まずは床装置を床開けなどで調整し、歯の自然な移動を促します。

　それでも空隙が顕著な場合は、床装置を外したり（図1〜7）、前歯のみの保定装置に変える（図8）などの処置を行い、12歳臼歯の萌出力で歯の移動を促し、咬合を緊密にする場合もあります。このような目的で床装置を外す場合は、前歯の後戻りのリスクを患者さんに十分に説明し、咬合を安定させるバイオセラピーの指導が不可欠になります。また、床装置を外す際は、保定を始めてからどれくらい経っているか、オクルーザーなどで十分な咬合力があるかなどの診査を行い、慎重に判断すべきです。

【参考文献】
1）大河内淑子，大澤亜弓，鈴木晴子，田中幹久：なぜ？からはじまる 床矯正治療のQ＆A 1st step. 鈴木設矢（監），デンタルダイヤモンド社，東京，2014：123.

症例1　下顎の床装置を外して空隙を改善

- 患者：9歳2ヵ月、女児
- 上下の前歯の叢生を主訴に来院。上下拡大を行い、9歳9ヵ月時に下顎閉鎖型床装置、10歳1ヵ月時に上顎閉鎖型床装置をセットした

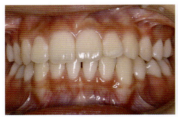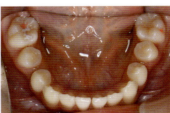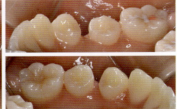

図❶　12歳4ヵ月。床不適で下顎のリーウェイスペースが顕著なため、相談のうえ、下顎の床装置のみを外した

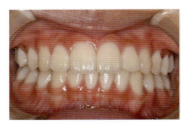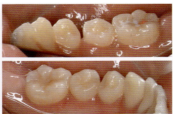

図❷　12歳9ヵ月

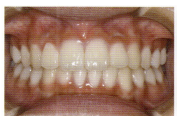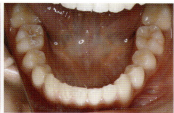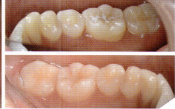

図❸　13歳9ヵ月。リーウェイスペースも埋まり、咬合も緊密になってきている

症例2　下顎の床装置を外して後戻り
- 患者：6歳10ヵ月、女児　　・主訴：下顎の叢生

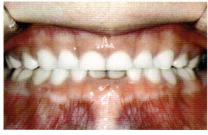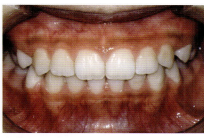

図❹　初診時6歳10ヵ月、女児。上下拡大床装置にて拡大を行った。その後、8歳4ヵ月時に上顎閉鎖型床装置、11歳7ヵ月時に下顎閉鎖型床装置を装着した

図❺　12歳8ヵ月時。リーウェイスペースが顕著なため、相談のうえ、下顎の床装置を外した

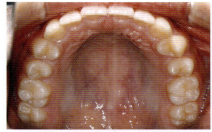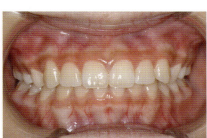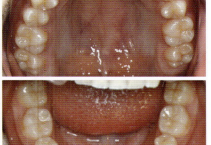
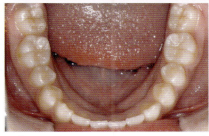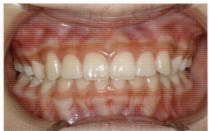

図❻　13歳9ヵ月時。オクルーザーで咬合力を測定すると、306Nであった。上顎の床装置を外した

図❼　15歳9ヵ月時。下顎の前歯に若干の後戻りが認められた。患者はとくに後戻りは気にならないということで、このまま経過観察を行っている

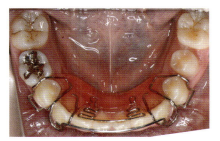

図❽　前歯部のみの保定装置（下顎）

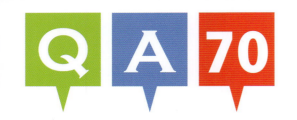

歯の萌出が早い場合、どのような対応をすべき？

床矯正研究会では、治療時期を以下の4つに区別しています（図1）。
①乳歯列期
②混合歯列前期
③混合歯列後期
④永久歯列期

平均の歯牙年齢で考えると、3歳で乳歯列が完成し、6歳で前歯の交換が始まると、混合歯列期前期に入ります。9歳で下顎の犬歯が、10歳で上顎の犬歯が交換すると、混合歯列後期になります。12歳で第2大臼歯が萌出すると、永久歯列期になります。

下顎Aの萌出は通常7～8ヵ月ですが、もっと早期に萌出する子どももいます。「赤ちゃんのころ、何ヵ月で歯が生えてきましたか？」と保護者に聞くと、その子の歯の萌出スピードがわかります。乳歯の萌出時期は母子手帳に記入するので、覚えている保護者が多いです。

犬歯が萌出するまでは、歯列不正のほとんどが前歯部に限局しています。犬歯が萌出する前であれば、前歯の問題を解決するだけで矯正治療のほとんどは終わってしまいます。したがって、犬歯の萌出までが早期治療の期間になります。

側方拡大は半年で5mm移動できますし、その後約半年あれば、閉鎖型床装置で前歯を整えることもできます。バイオセラピーの効果は、半年～1年ほどは必要です。したがって、治療期間は1～1.5年ほどほしいところです。一般的には、7歳くらいで下顎の側切歯が生え始めますので、それから2～3年後に下顎の犬歯が萌出します[1]。ですから、残された治療期間は2～3年ということになります。

もし、歯牙の萌出が早ければ、治療の開始もそれだけ早く始めたほうがよいといえます。5歳ですでに下顎の切歯が萌出するのであれば、下顎犬歯も早く交換する可能性がありますので、すぐに治療を開始したほ

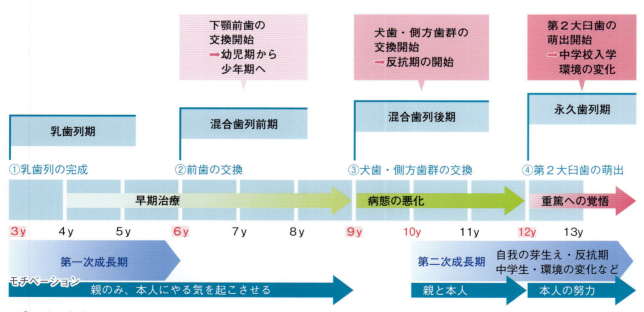

図❶　歯列交換のステージ（鈴木設矢：月刊鈴木設矢．デンタルダイヤモンド社，東京，2014より引用改変）

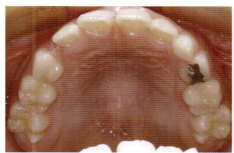
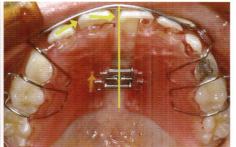

図❷　正中を拡大の基準にする

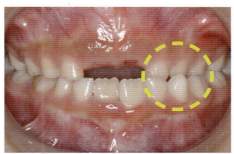
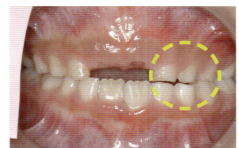
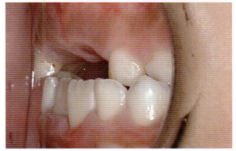
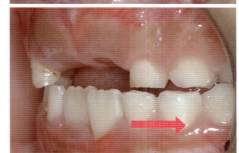

図❸　⌐BCおよびBC¬を削合し、早期接触をとる

うが簡単に治すことができます。つまり、実際の年齢よりも歯の萌出する年齢を基準に、治療開始時期を判断すべきです。

●歯の早期萌出のメリット・デメリット

歯牙の萌出が早いと、残された治療期間が短くなりがちで、デメリットと捉えがちです。しかし、第2大臼歯の萌出完了までは経過を診ていく必要がありますので、治療の終了が早くなるメリットもあります。

治療の開始が遅れて側方拡大中にCが脱落すると、床装置の適合が悪くなり、思うように拡大が進まなくなることもあります。側方拡大で拡げたいのはC～C間距離なので、Cがなければうまく拡大できません。そのため、犬歯の萌出を待ってから再び拡大を開始するケースも少なくありません。また、Cが脱落すると側方拡大の基準がわかりにくくなるので、この場合は正中線や対顎を基準に拡大します（図2）。

犬歯の萌出後は、その位置によっては病態が悪化し、マルチブラケットが必要なケースも出てきます。したがって、歯牙の萌出が早い場合は治療の開始も早くすべきです。

下顎前突の場合は、顔の成長に直接的に影響が出ますので、他の歯列不正よりも早い治療開始が望まれます。乳歯列期は、機能性の問題を解決すれば治療は簡単に終わります。しかし、混合歯列前期になると、機能性の問題に歯性の問題が加わり、混合歯列後期になると第二次成長期を迎えることで、機能性と歯性、そして骨格性の問題になってしまいます（図1）。上下顎の中切歯が萌出するときに正しい被蓋に治すことが早期治療になります。下顎の中切歯の萌出が5歳で始まるような萌出が早い子どもは、下顎前突の場合はすぐに治療を始めるべきです（図3）。

まずはBCを削合して早期接触をとりましょう。下顎中切歯の萌出から上顎中切歯の萌出までは約1年間かかりますので、その間にバイオセラピーを行えば、上下顎中切歯が咬合するまでに間に合います。下顎前突は治療が遅れると病態が悪化し、骨格性の問題に発展しかねないので、とくに早期治療を心がけることが大切です。

【参考文献】

1）髙木裕三，田村康夫，井上美津子，白川哲夫：小児歯科学 第4版．医歯薬出版，東京，2011．

Q&A 71

歯の萌出が遅い場合、バイオセラピーで待つか、それともすぐに専門医に紹介したほうがよい？

歯の萌出障害なのか、それとも萌出が遅いだけなのかを判断するには、歯胚がどの程度歯根形成されているかがポイントです。よって、パノラマX線写真で歯根形成の状態を診ることが重要なのです。

「永久歯は歯根の長さの約1/4が形成された時期に萌出し始め、歯槽骨表層に到達するまで2～3年かかり、その時点で歯根は2/3が形成されている。それからおよそ半年くらいで歯は歯肉を突き破ってくる。萌出後約8カ月で歯冠の高さが4/5位まで現れてくる」[1]といわれています（図1～3）。つまり、歯胚の歯根形成が遅いことだけが原因であれば、単に萌出が遅いだけですから、心配する必要はありません。個体差もありますが、歯根の長さが長くなって、萌出してくるかどうか、バイオセラピーで経過観察をしていきます。

問題は、歯根形成が2/3程度なされているのに、歯胚が咬合平面に向かって移動してこない場合で、萌出障害の可能性が考えられます（図4）。簡単な言い方をすれば、その歯に萌出する気がないのです。そのよ

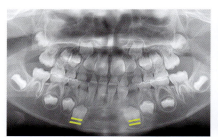
図❶ 犬歯の萌出まで1年以上かかる。犬歯は乳歯の根尖にある

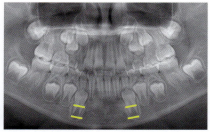
図❷ 犬歯の萌出まで約半年。歯胚の歯冠＝歯根

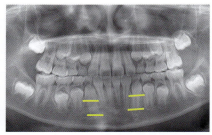
図❸ 犬歯の萌出まで半年未満。歯胚の歯冠＜歯根

症例1　|3 の萌出位置異常
- 11歳、女児

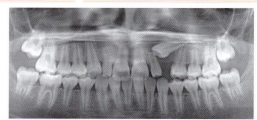
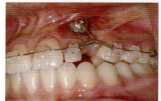
図❹ 初診時11歳、女児。2006年2月

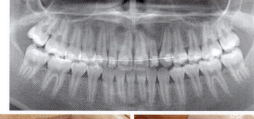
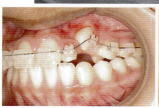
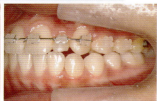
図❺ 初診より11ヵ月後。2007年1月

症例2　6|6 の萌出障害
- 7歳、女児

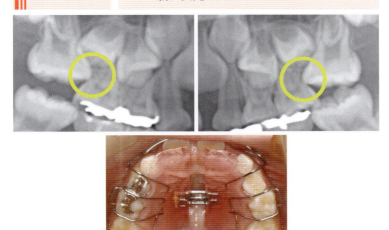

図❻　初診時7歳、女児。2008年1月

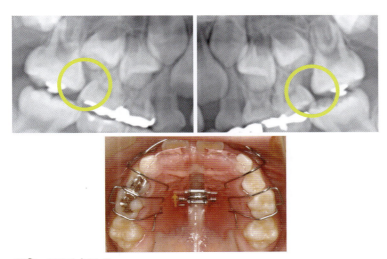

図❼　2008年8月

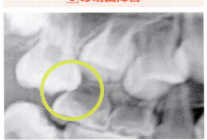

6| の萌出障害

図❽　う蝕が原因ではなく、6|が近心に萌出して歯根吸収を起こしてしまうことが多い。E|喪失後は、6|が近心に移動してスペースを閉じる傾向が強い

うな場合は、マルチブラケットを装着して開窓し、牽引する必要があります（図5）。自分でそのような治療を行っていない場合は、専門医に紹介したほうがよいでしょう。

　X線写真を撮影して診査すると、萌出歯が隣在歯に引っかかり、萌出障害を起こしている場合があります。

　6がEに引っかかって萌出障害を起こしている場合は、早期発見が重要です。このような場合は、床装置で萌出歯を起こすと、萌出させることができます（図6、7）。発見が遅れると、Eの歯根を吸収し、Eが早期脱落を起こします（図8）。そうなると、さらに6が近心に移動し、5のスペースを奪ってしまいます（Q61参照）。

　通常より歯の萌出が遅いと感じたときは、必ずX線写真を撮って確認することが大切です。

【参考文献】
1) Van der Linden（著），三浦不二夫，黒田敬之（訳）：歯／歯列の発育．クインテッセンス出版，東京，1984：84．

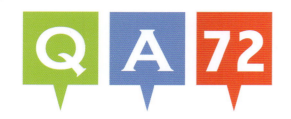

乳歯が生え始めてからの バイオセラピーとは？

　離乳食などについて書かれた育児書には、月齢ごとの子どもへのアプローチが記載されています。これを歯科医師の立場から考えると、歯の萌出には大きな個人差があるので、歯の萌出にしたがって食べるものを変化させていくほうが、月齢で変化させるより理にかなっているように思われます。

　小児歯科医である増田純一氏は『Health Dentistry（健口歯科）』（グレードル）のなかで、乳歯の萌出から完成までの時期を①無歯期、②前歯期、③奥歯期、④完成期の4つに分けています（図1）。

①無歯期：下顎Aが萌出した時期で、平均7ヵ月くらいです。この時期に離乳食を始めます。歯が生えてきたから離乳食を始めるというのは、理にかなっていると考えられます。

②前歯期：上下顎の前歯AB合計4本が萌出した時期で、平均1歳前後です。前歯で咬み始める時期です。

③奥歯期：上下顎の左右Dが萌出した時期で、平均は1歳半前後です。奥歯でものを咬み始めます。

④完成期：すべての乳歯が生え揃った時期です。

　私たちはそれぞれの時期に必要なことを学習し、覚えていく必要があります。たとえば4前歯が8ヵ月で萌出し始めた子どもは、早めに前歯を使い始めるのが自然です。一方、前歯が1歳になってもまだ生え揃わない子どもは、まだ前歯を使えないのが自然です。このように、月齢ではなく、歯の萌出状況によって食べるものを変えていく指導は、歯科医療従事者でなければできないと感じています。

1. 無歯期で大切なこと（7ヵ月前後）

　下顎Aが萌出し始めたら離乳食を始める時期で、その与え方がとても重要です。

　まず、子どもの意思とは関係なく、スプーンで口の中にどんどん離乳食を入れるのは絶対に止めてもらいます。そのような食べさせ方をすると、子どもの食べる意欲が育たないからです。スプーンを口の前に出して、子どもが口を開けるのを待ちます。口を開けなければ、下唇にスプーンをちょんちょんと当てます。そして口を開けたら、初めてスプーンを唇の触れるところまで近づけます。ここで決して口の中にスプーンを入れてはなりません。子どもが自らの上唇で離乳食をとらえるようにさせます。この行為により、子どもは

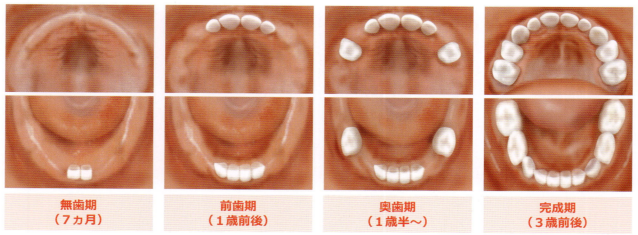

図❶　乳歯の萌出から完成までの4つの時期[1]

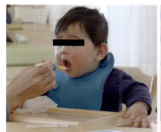 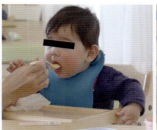 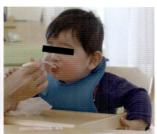 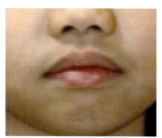

図❷ 子どもが自らの上唇で離乳食を食べられるようにする。これにより、上唇を使うことを学習する

図❸ 下唇だけを使って口を閉じるので口の形がへの字になり、オトガイに梅干し状の皺ができる

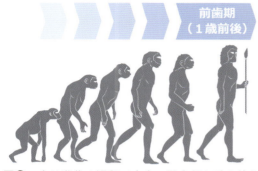 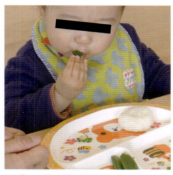 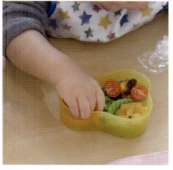

図❹ 人は進化の過程で直立二足歩行と手を使うようになって脳が発達した。同じように、1歳前後の子どもも歩き始めて手を使うようになり、脳が発達する

図❺ 手で持ってかぶりつくものを食べさせ、前歯の使い方を覚えさせる

図❻ 舌と口蓋でつぶせる硬さのものを与える

上唇を使えるように学習するのです（**図2**）。

上唇を使えない子どもは、下唇だけを使って口を閉じるので、唇の形がへの字になり、オトガイに梅干し状の皺ができます。さらに、上唇がめくれたような形にもなります（**図3**）。

離乳食は特別なものを用意する必要はなく、親が食べるものをすり潰して薄味にして与えます。いろいろな味を覚えさせると、好き嫌いのない子どもに育てられるでしょう。とくに酸っぱいものや苦いものを本能的に嫌いますので、薄味の酢の物や生野菜の苦みを利用して覚えさせます。何でも手で摑んで口に入れる時期ですので、セロリなどの生野菜を持たせて舐めさせれば、自然の苦みを学習させることができます。

どのようなものを食べさせてよいかは、おむつ替えのときの便を観察して、消化できるようになったら次のものを与えるように説明しています。

2．前歯期に大切なこと（1歳前後）

上下顎のABが萌出したら、前歯を使うことができます。子どもはこの時期に摑まり立ちを始めます。実は、子どもたちは人類の進化を成長で辿ります。人は進化の過程で、直立歩行するようになったことで手を使うようになり、その結果、脳が発達しました（**図4**）。

同じように、子どもも歩き始める時期に手を使うようになり、脳が発達するのです。この時期は手摑み食べをさせることで手と口をよく使い、脳がしっかり発達するといわれています。子どもが自ら手摑み食べをすることで、食べる意欲が発達します。

さらに、かぶりつくものを食べさせて、前歯の使い方を覚えさせます（**図5**）。このとき、奥歯は生えていませんので、ご飯粒や2つに切ったプチトマト、卵焼きといった、舌と口蓋でつぶせる硬さのものを与えます（**図6**）。一口の量を覚える時期なので、一口大の大きさで皿に並べたり、口にどんどん詰め込むようなことは止めるように説明します。この時期に前歯を使うことを学習させなければ、その後も前歯を使わないで食事をする子どもになってしまいます。最初は周りを食べ物でかなり汚してしまうので、主に母親に負担がかかりますが、大切な過程であると伝えましょう。

また、足がフラフラしないように、足の裏が床に付く高さの椅子で食べるように指導しましょう。この時期にはまだ踏ん張れませんが、体がふらついては正しく食べることはできません。前歯で咬むようになると、口に中に入れたものは何でも咬むようになります。おしゃぶりを使っている子どもは、おしゃぶりを咬むよ

155

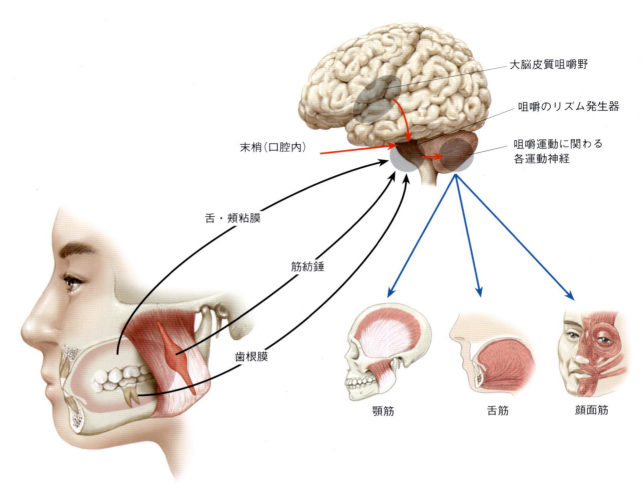

図❼　奥歯を使うことで、噛むリズムを覚える（参考文献3)より転載）

うになります。1歳前後で4前歯が生え揃ってしっかりかぶりつくようなると、哺乳中に乳首を前歯で咬むようになることもあります。そのことがきっかけとなり、卒乳する母親も少なくないようです。

3．奥歯期に大切なこと（1歳半前後）

上下顎の左右Dが萌出すると、リズミカルに食べることを覚える大切な時期になります。奥歯を使って噛むことで歯根膜に刺激が伝わり、それが咬筋の筋紡錘から大脳に伝わり、咀嚼のリズムが発生します（図7）。いわゆる、咬筋歯根膜反射を覚えるのです。食べものの大きさ、硬さに変化をつけて咬む感覚を鍛えましょう。これには、調理法が大切になります。水分を摂りながら食べると、咬まずに飲み込んでしまうので、水やお茶は食前か食後に飲ませ、食事中は食卓に飲みものを置かないように指導しましょう。

また、味つけは薄味で、自然な食材の味を経験させて、好き嫌いがない子に育つようにアドバイスしましょう。濃いものを与えると、味覚音痴になってしまいますので、子どもがよく食べるからと濃い味のものばかりを与えないように注意します。

また、ショ糖は味覚が完成する3歳まではできるだけ体験させないようにします。はなだ歯科クリニックでは保護者に、食事もおやつも、できるかぎりショ糖を使わないでほしいと伝えています。乳幼児はショ糖を無条件に受け入れます。この時期にショ糖を覚えてしまうと、大量にほしがる子どもになりかねません。自然の甘みを感じる食事で味覚を育てることが大切なのです。

岩手大学名誉教授の大沢　博氏は、『子供も大人もなぜキレる』（ブレーン出版）のなかで、ショ糖の大量摂取による低血糖について触れています。つまり、ショ糖の大量に摂取すると、急激に血糖値が上昇して急激に下がり、低血糖になってしまうというのです。低血糖の人は低体温傾向、低血圧傾向が伴います。ですから、ショ糖の摂りすぎは、むし歯の原因になるだけではないのです。

【参考文献】
1）増田純一：Health Dentistry（健口歯科）0歳から"噛む"で健康長寿／患者指導用DVD付．グレードル，東京，2015．
2）大沢　博：子供も大人もなぜキレる—現代型栄養失調を治すすべ．ブレーン出版，東京，1998．
3）森本俊文（監）：口腔の整理から？を解く．デンタルダイヤモンド社，東京，2007：49．

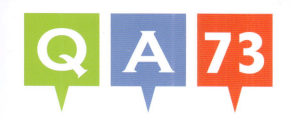

患者さんに言ってはいけない NGワードは？

- NGワード1「床矯正という治療方法があります。○○を抜かずに顎を拡げて治す方法で……」

矯正治療が必要だと感じていない患者さんや保護者にいきなり治療の話をしたところで、患者さんは自分の問題として捉えてくれません。場合によっては、ただの余計なお世話と感じられてしまうかもしれません。ですから、まずは歯列に問題が起きていることを指摘し、「なぜそのようなことが起こったのか？」という話から始めましょう。

- NGワード2「床矯正という治療で、簡単に治ります！」

バイオセラピーの重要性も説明せずに、このように話してしまうと、治療がうまくいかなかったときに、「先生に簡単だと言われて始めたけど、簡単に治らない！」とクレームを受けることになりかねません。患者さんが頑張った結果、ケースによっては簡単に治せる場合もあるわけですから、頑張らなくても簡単に治るというような誤解を与えることは避けなければなりません。「バイオセラピーを頑張れば、少ない数の床装置で治る可能性があります。頑張りましょう！」などの表現を用いましょう。

- NGワード3「床矯正で顎を拡げれば、歯を抜かずに治せます！」

患者さんがしっかりバイオセラピーに取り組んだ結果、顎が適正な大きさに成長し、歯を抜かなくても歯並びを治せる"可能性がある"のです。よって、誤解されないためにも、前述のような話し方はしないほうがよいでしょう。

「バイオセラピーで顎を正しい大きさに育成できれば、歯を抜かずに治せるかもしれません。頑張りましょう！」などと伝えましょう。

- NGワード4「床矯正治療なら、安く治せます！」

患者さんが頑張った結果、使用する床装置が少なくなり、結果的に安価で治せる場合があるのです。床矯

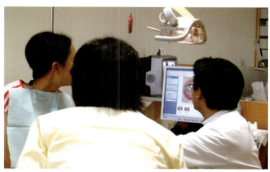

図❶　初診時の写真と比べて、よくなっているところを指摘する

正は、患者さんが頑張らなければ、安く治るどころか、たくさんお金をかけても治りません。安価ですむから床矯正治療がよいのではなく、「床矯正は患者さん自身が自分の力で治すから、結果的に一般的な治療よりも安くなるのです」などと伝えましょう。

- NGワード5「頑張って！」

あまり治療に協力的でない子どもに、一方的に「頑張って！」というのも避けましょう。「どうしてできないのか？」、その理由を本人と保護者から聞き出し、「どうやったらできるようになるのか？」を一緒に考えてもらいましょう。そして、どのように頑張るのかを具体的に宣言してもらいましょう。人は他人に決められたことをしたいと思わず、自分で決めたことだからこそやるのです。

そして、できていないところばかりを指摘するのではなく、初診時の写真と現在を比較し、少しでもよくなっているところを指摘して褒めましょう（図1）。

「さすがお兄ちゃんだねー！」

「さすがお姉ちゃんだねー！」

などと褒めることが、最大の動機づけになります。

【参考文献】
1）鈴木設矢：GPのための床矯正・矯正のすすめ 活用編．デンタルダイヤモンド社，東京，2012.

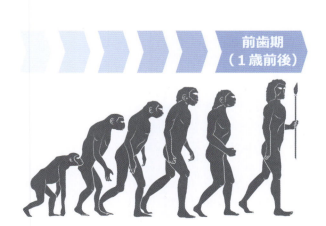

前歯期
（1歳前後）

おわりに

　平成27年度学校保健統計調査によると、12歳における1人あたりの永久歯平均むし歯等数は0.90本と確実に減少傾向にあり、いまや「むし歯」よりも「予防」を目的として歯科医院に来院する小児のほうが圧倒的に多くなっています。
　そのような小児の管理でう蝕が減少すれば、保護者としては次に目がいくのは歯並びです。
　今後は「歯並びは大丈夫ですか？」といった質問をかかりつけ歯科医が受けることは、必然的に増えてきます。
　そのような質問に対して、
「様子をみましょう」
「専門医に相談しましょう」
という画一的な返答をしがちですが、歯並びにかかわる初期の疾患に対して、本書で紹介しているバイオセラピーなどを積極的に取り入れることにより、予防・治癒する症例があることは、紛れもない事実です。
　本書で示した内容は、刻々と変化する患者さんの主訴に対し、かかりつけ歯科医が治療の選択肢を増やすことを目的としています。もちろん、専門医が対応すべき症例も多くあります。しかし、本書のなかで繰り返し述べているように、最も大切なのは、患者さんにとって身近なかかりつけ歯科医が診査・診断の目を養い、自ら対処可能な症例かどうかを適切に見極めていくことであると考えます。同様に、今後は歯科衛生士も、歯列育成にかかわる知識をもつことが求められるでしょう。
　このような時代の流れのなかで、かかりつけ歯科医、専門医、歯科衛生士、保護者、そして小児自身らが協力し、機能的な歯列育成を達成するために、本書がその一助となれば幸いです。

　最後に、刊行にあたってご尽力いただきました大澤亜弓先生、辻村育郎先生、ならびにデンタルダイヤモンド社 木下裕介氏に、心より感謝いたします。

2016年7月
著者一同

■ 監修・著者プロフィール

鈴木設矢（すずき せつや）
- 1974年　日本歯科大学歯学部卒業
- 1978年　日本歯科大学大学院歯科保存学修了
- 1979年　東京都中野区にて開業
- 2000年　床矯正研究会設立　現在に至る

所属学会等：床矯正研究会 主幹／国際歯科学士会（ICD）日本部会 副会長／日本歯科大学生命歯学部歯周病学教室 非常勤講師／日本歯科用レーザー・ライト学会 理事 等
主な著書：「GPのための床矯正・矯正のすすめ」「GPのための床矯正・矯正のすすめ 活用編」「月刊 鈴木設矢」「なぜ？ からはじまる床矯正治療の1st step」（デンタルダイヤモンド社）、他

大河内淑子（おおこうち よしこ）
- 2002年　北海道大学歯学部歯学科卒業
- 2003年　東京都立広尾病院臨床研修修了
- 2008年〜　鈴木歯科医院（東京都中野区）勤務
　　　　　　現在に至る

所属学会等：床矯正研究会／日本小児歯科学会／日本口腔筋機能学会
主な著書：「GPのための床矯正・矯正のすすめ 活用編」「なぜ？ からはじまる床矯正治療の1st step」（デンタルダイヤモンド社）［共著］、「よくかむ日曜日ごはんvol.1/2」（オーラルアカデミー）［共著］

奥平晴子（おくだいら はるこ）
- 2003年　日本歯科大学歯学部卒業
- 2007年　日本歯科大学衛生学歯学研究科衛生学講座修了
- 2007年〜　同講座非常勤講師の傍ら、鈴木歯科医院（東京都中野区）勤務
　　　　　　現在に至る

所属学会等：床矯正研究会／日本口腔衛生学会／日本歯科医療管理学会
主な著書：「GPのための床矯正・矯正のすすめ」「なぜ？ からはじまる床矯正治療の1st step」（デンタルダイヤモンド社）［共著］、「よくかむ日曜日ごはんvol.1」（オーラルアカデミー）［共著］

田中幹久（たなか もとひさ）
- 2000年　日本歯科大学新潟歯学部卒業
- 2005年　日本歯科大学大学院新潟歯学研究科修了
　　　　　日本歯科大学新潟歯学部保存学第一講座 助手
- 2007年　鈴木歯科医院（東京都中野区）勤務
- 2012年〜　田中歯科医院（東京都杉並区）副院長
　　　　　　現在に至る

所属学会等：床矯正研究会／日本歯科保存学会／日本歯内療法学会
主な著書：「GPのための床矯正・矯正のすすめ」「GPのための床矯正・矯正のすすめ 活用編」「なぜ？ からはじまる床矯正治療の1st step」（デンタルダイヤモンド社）［共著］

花田真也（はなだ しんや）
- 1995年　広島大学歯学部卒業
- 2000年　福岡県大野城市にて開業
- 2003年　医療法人はなだ歯科クリニック 理事長
　　　　　現在に至る

所属学会等：床矯正研究会 副主幹／国際歯周内科学研究会 指導医／OAMインプラント 指導医／国際インプラント学会（ICOI）認定医／国際歯科学士会（ICD）日本部会／日本臨床歯周病学会等
主な著書：「GPのための床矯正・矯正のすすめ 活用編」「行列のできる歯科医院6 繁盛のヒミツ」（デンタルダイヤモンド社）［共著］

井吉美香（いよし みか）
- 1998年　福岡医科歯科技術専門学校 歯科衛生科卒業
- 2002年〜　はなだ歯科クリニック 勤務
- 2005年〜　同チーフ
- 2015年〜　同マネージャー
　　　　　　現在に至る

所属学会等：床矯正研究会／国際歯周内科学研究会 認定歯科衛生士

口腔機能をはぐくむ
バイオセラピープロモーション
床矯正治療の 1st choice

発行日	2016年8月1日　第1版第1刷
著　者	鈴木設矢　大河内淑子　奥平晴子　田中幹久　花田真也　井吉美香
発行人	濱野 優
発行所	株式会社デンタルダイヤモンド社
	〒113-0033 東京都文京区本郷3-2-15 新興ビル
	電話＝03-6801-5810(代)
	http://www.dental-diamond.co.jp/
	振替口座＝00160-3-10768
印刷所	株式会社エス・ケイ・ジェイ

ⓒ Setsuya Suzuki, 2016
落丁、乱丁本はお取り替えいたします

- 本書の複製権・翻訳権・上映権・譲渡権・公衆送信権（送信可能化権を含む）は㈱デンタルダイヤモンド社が保有します。
- JCOPY 〈㈳出版者著作権管理機構 委託出版物〉
本書の無断複写は著作権法上での例外を除き禁じられています。複写される場合は、そのつど事前に㈳出版者著作権管理機構（TEL:03-3513-6969、FAX:03-3513-6979、e-mail:info@jcopy.or.jp）の許諾を得てください。